ETUDES

SUR

LA DYSENTERIE

AUX POINTS DE VUE

DE L'ÉTIOLOGIE, DE LA NATURE & DU TRAITEMENT

SUIVIES DE

CONSIDÉRATIONS GÉNÉRALES

SUR TOUTE UNE CLASSE DE MALADIES

LES SEPTICÉMIES

OU

MALADIES PAR EMPOISONNEMENT DU SANG

Par le Docteur BANIS, médecin à Fourmies-Nord.

TYP. ET LITH. ED. PRIGNET, VALENCIENNES.

1862

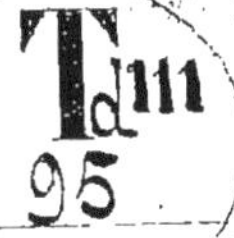

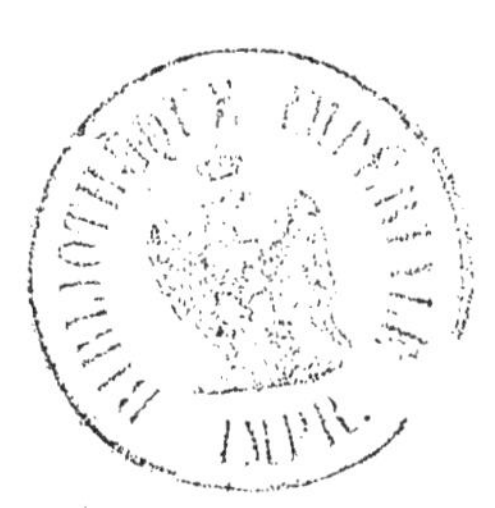

DYSENTERIE.

SEPTICÉMIES.

ÉTUDES

SUR

LA DYSENTERIE

AUX POINTS DE VUE

DE L'ETIOLOGIE, DE LA NATURE ET DU TRAITEMENT

SUIVIES DE

CONSIDÉRATIONS GÉNÉRALES

SUR TOUTE UNE CLASSE DE MALADIES

LES SEPTICÉMIES

OU

MALADIES PAR EMPOISONNEMENT DU SANG

PAR LE DOCTEUR **DANIS** MÉDECIN A FOURMIES-Nord.

—∘∘ₒ⦂ₒ∘—

VALENCIENNES,

TYPOGRAPHIE ET LITHOGRAPHIE DE ED. PRIGNET.

1862

APERÇU GÉNÉRAL.

Qui peut apprécier les progrès accomplis de nos jours dans les sciences médicales, à bon droit s'étonne de voir rester, enveloppées d'ombres qu'on croirait impénétrables, certaines maladies, celles qui, de tous temps, ont semé, sur leur passage, les frayeurs les plus grandes, disons l'effroi le plus légitime. Mystérieuses on enseigne encore aujourd'hui leurs causes et leur nature, et bien incertaines ou bien impuissantes les ressources que la thérapeutique fournit contre elles.

Personne n'est, plus que nous, tributaire d'une admiration méritée pour tant de hautes intelligences de notre époque. A l'une d'elles semble revenir la tâche que nous essayons de remplir: *Non licet omnibus adire Corinthum !* Nous ne nous dissimulons pas qu'il peut être téméraire à nous, nous simple militant de la cohorte médicale, de chercher à soulever un coin de ce voile si épais et si lourd qu'il menace de faire ployer des forces comme les nôtres, et de retomber en dépit de tous nos efforts. Mais c'est à la condition que tout chacun apporte son obole, quelle qu'elle soit, au bulletin de la science, qu'un jour, et un jour précieux, finira par se faire dans le vague nébuleux qui couvre encore ces maladies extraordinaires, que l'épouvante humaine a longtemps considérées comme les foudres d'un ciel en courroux.

Dans nos premières rencontres avec la fièvre typhoïde, avec la dysenterie, avec le choléra, comme tant d'autres, nous avons ressenti cette confusion, cet embarras si naturels à l'aspect d'un ennemi dont on ignore la nature des moyens d'agression, plus encore le côté vulnérable, mais dont on ne sait que trop la meurtrière perfidie. Puis, peu à peu enhardi, nous avons regardé de plus près, cherché le défaut de la cuirasse, afin de frapper, de notre mieux, cet ennemi au cœur !

Il semble que la Providence se soit complue, depuis quelque dix ans, à nous familiariser avec les épidémies, en les multipliant sur notre parcours. Nous avons traversé plusieurs épidémies de fièvre typhoïde, dont une, en 1855, nous mit en présence de plus de cinq cents malades. Une épidémie d'ictère, une autre de choléra, puis, dans ces derniers temps (1857 et 1859), deux graves épidémies de dysenterie nous amenèrent successivement sur le terrain d'action.

Tristes champs de bataille où le médecin, quand

la mort l'épargne, n'échappe pas à des angoisses,
à des tortures, plus qu'elle, affreuses et déchi-
rantes. C'est là que, bientôt désillusionné, il perd
confiance dans ses guides ordinaires ; et, qu'aban-
donné à lui-même, il se sent comme précipité
tout-à-coup dans je ne sais quelles glaciales ténèbres, d'où il se traîne péniblement et à tâtons
vers l'endroit où il croit pressentir la lumière. Là
qu'il se consume en efforts surhumains et de tous
les moments pour arracher à d'impitoyables fléaux
le plus qu'il peut de victimes, trop heureux quand
il finit par rencontrer un phare qui l'éclaire au
milieu des récifs qui bordent sa rude traversée ;
quand le succès tant désiré vient enfin couronner
son âpre labeur.

Nous soumettons à la science le fruit de pareils
efforts : une foi médicale laborieusement acquise.
Aussi n'a-t-elle pas été l'œuvre d'un jour. Elle a,
pour elle, la sanction d'une expérimentation pru-
dente, rationnelle et progressive. Indécise et réservée dans ses premiers pas, nous l'avons, depuis,
senti grandir et se constituer d'une manière toute
puissante dans nos épidémies de dysenterie. Par
cette raison nous rapporterons, à cette maladie,
d'une manière spéciale, notre doctrine d'étiologie,
de nature et de traitement, pour la généraliser
plus loin à tout un groupe d'affections terribles,
émouvantes, qui, à des intervalles irréguliers,
sèment les teintes les plus sombres à notre horizon
pathologique.

Faut-il dire que nous nous confions à la bien-
veillance, et, si besoin est, à l'indulgence de ceux
qui nous liront?

L'on ne peut ne pas nous tenir compte, à nous
modeste praticien des campagnes, de notre éloi-
gnement de ces grands foyers qui dispensent si
facilement et si généreusement la lumière aux
privilégiés du corps médical. Car, quelque soin
que nous apportions à suivre, à observer les mou-
vements de la science, il peut et il doit se faire
que bien des travaux n'arrivent qu'exceptionnelle-
ment jusqu'à nous. D'un autre côté, — outre que
les exigences d'une pratique tendue, laborieuse,
sont bien faites pour diminuer, chez nous, l'aptitude au travail de cabinet, — les fatigues du corps
qui en résultent et la multiplicité des préoccupations de l'esprit ne nous laissent qu'un temps par
trop difficile, par trop tourmenté même, pour que
nos œuvres, — si tant est que nous écrivions, —
n'aient un droit tout particulier à l'indulgence de
tous.

ÉTUDES

SUR

LA DYSENTERIE

AUX POINTS DE VUE

DE L'ÉTIOLOGIE, DE LA NATURE & DU TRAITEMENT.

> J'ai dirigé tous mes efforts pour éclairer le traitement des Maladies, bien persuadé que celui qui donnerait le moyen de guérir la plus légère affection mériterait bien mieux de ses semblables que celui qui se ferait remarquer par l'éclat de ses raisonnements, et par ces pompeuses subtilités qui ne servent pas plus au médecin, dans la cure des maladies, que la musique à un architecte dans la construction d'un édifice.
>
> SYDENHAM. — (*Opera omnia*).

DYSENTERIE.

La dysenterie n'est plus, à l'heure qu'il est, la maladie que longtemps on n'a rencontrée que dans les camps, les prisons, les vaisseaux, etc., partout où l'encombrement et peut-être les privations ont à jouer certain rôle. On la voit aujourd'hui, plus osée, tendre à prendre droit de domicile au milieu de populations normalement établies et à conquérir son individualité parmi les fléaux qui incombent à l'espèce humaine, à l'instar de la fièvre typhoïde, du choléra et d'autres affections que nous rapporterons à toute une même famille.

Sa première apparition, en 1857, dans notre contrée du nord de la France, fut pour nous un fait en dehors de toute prévision humaine. Car nos plus anciens praticiens existants n'y avaient encore rien vu de semblable, et la tradition la plus reculée de notre pays était restée dans un silence complet sur aucune venue de cet hôte étrange.

Et pourtant, jamais l'hygiène, celle qui a trait à l'ordinaire de la vie, ne fut en marche aussi progressive

parmi nous. Jamais l'aisance et le bien-être qu'elle
entraîne avec elle n'atteignirent à un degré si élevé : habitations assez généralement d'une propreté rare, régime
alimentaire d'un confortable relativement satisfaisant,
même dans nos classes ouvrières, c'était là, semblait-il,
tout autant de ressources puissantes de nantissement
contre la dysenterie, la dysenterie considérée jusqu'a-
lors comme l'accompagnement exclusif des conditions
opposées.

Quoi qu'il en soit, affection nouvelle alors pour nous,
nous ne cherchâmes d'abord nos moyens de lutte, contre
elle, que dans la pratique des hommes les plus expéri-
mentés, depuis Sydenham jusqu'à nos jours. Mais nous
n'étions pas de longtemps en présence de l'élément dysentérique, que nous restions frappé de l'insuffisance et du
caractère inexact ou indécis des notions que fournit la
science à propos de cette maladie, du moins au point de
vue de sa cause, de sa nature et surtout du traitement
qui lui convient.

Lors des premières manifestations de cette terrible
affection, nous avons scrupuleusement interrogé la manière d'être, privée ou collective, des malades. Le rapport
des effets aux causes, telles qu'on nous les signale, est
resté pour nous un quelque chose de chimérique, d'illu-
soire, fruit de conceptions de l'esprit plutôt que l'œuvre
de la nature.

D'un autre côté, si nous avions pu, sur la lettre des
traités, accepter la dysenterie comme une inflammation,
hâtons-nous de dire que l'expérience, avec de tristes
mécomptes, est venue bien vite ébranler notre foi, puis
la renverser, efforts que nous fissions pour la maintenir
debout.

Une thérapeutique édifiée sur une appréciation erronée

de cause et de nature était condamnée, à l'avance, au rôle d'une égide, pour le moins impuissante, contre pareil ennemi. Il en a été de la dysenterie comme de bon nombre d'autres affections, dont le berceau reste enveloppé d'un certain mystère. L'amour du merveilleux a, de tout temps, poussé à la recherche des grands moyens, des spécifiques des maladies. Sans aller au-delà des épidémies de notre époque, grand Dieu! quelles avalanches de drogues tour-à-tour vantées comme héroïques et bien vite renversées, précipitées du vain piédestal où avaient essayé de les hisser des expérimentateurs trop enthousiastes et trop confiants! Nuit ténébreuse dans laquelle quelques-uns ont réussi tout au plus à jeter, par-ci par là, quelques points lumineux, mais au hasard; car ces points lumineux sont restés comme perdus dans trop de vague : ainsi l'ipécacuanha dans la dysenterie, les purgatifs et les névrosthéniques dans la fièvre typhoïde, les excitants dans le choléra, etc., moyens d'une efficacité incontestable mais trop souvent employés sans bénéfice, parce que l'on ne savait bien tout ce que l'on pouvait, tout ce que l'on devait en attendre. Avec plus de méthode, une observation plus sévère des faits, une interrogation plus rationnelle de la nature, il devenait facile peut-être de s'élever à des résultats plus féconds.

Quelle leçon, quel enseignement pouvions-nous retirer de la considération de l'impuissance des efforts et des recherches de tant d'hommes distingués de tous les siècles, sinon un doute philosophique sur l'existence, la possibilité des spécifiques de certaines maladies, et, de là, l'idée d'abandonner des routes tant et tant parcourues et toujours sans aboutissant, pour nous porter dans une voie nouvelle où nous pussions enfin obtenir des résultats vainement demandés ailleurs?

C'est donc faute d'avoir trouvé le fil d'une Ariane, pour nous conduire à travers des régions si ardues, que nous avons essayé de nous frayer nous-même le chemin. Nous n'écrivons pas une monographie didactique de la dysenterie. Pour raison. A quoi bon les redites? Les descriptions abondent dans les livres classiques (1). En tant que l'entente dure, il ne peut être profitable pour personne d'écouter la voix du disciple en lieu et place de celle des maîtres. Mais s'il arrive que, par notre observation personnelle des faits, nous fassions schisme avec leur enseignement, pourquoi ne point parler? Nous ne cessons pas, pour cela, d'être, à leur égard, respectueux et reconnaissant. Le cœur n'oublie jamais à qui revient la culture de l'esprit !

---

(1) M. le professeur Grisolle, entre autres, donne de la dysenterie une description symptômatologique d'une exactitude vraiment heureuse. Nous signalons comme s'étant offertes à notre observation les particularités suivantes : 1º Un tel nombre d'évacuations, chez certains dysentériques, qu'il s'est élevé parfois à près de trois cents en vingt-quatre heures; 2º Dans les cas les plus graves, une odeur cadavéreuse, comparée à l'odeur de souris, se rapprochant de celle de quelques fièvres typhoïdes ; 3º Dans les garde-robes, au milieu des détritus de la muqueuse intestinale, du sang et du muco-pus, la présence de matières vertes, en tout semblables aux moisissures qu'on aperçoit sur les vases des eaux stagnantes, quand elles sont d'un certain temps exposées au soleil ; 4º Des hémorrhagies intestinales comme foudroyantes; 5º Dans quelques cas, des suppurations intestinales, abondantes à ce point que de nos malades ont rendu jusqu'à près d'un litre de pus, chaque jour, et cela, pendant un, deux et trois septenaires.

ÉTIOLOGIE.

Au fur et à mesure qu'il s'engage plus avant dans l'étude de la manière d'être intime des maladies, et qu'il sé livre à une interprétation plus rigoureuse des faits pathologiques qui se déroulent sous ses regards, le médecin arrive à se pénétrer de plus en plus de cette vérité qui ressort de son champ d'observation de chaque jour : l'insuffisance de la plupart des causes, en tant qu'elles sont isolées, dans la production des maladies. Qu'on se transporte, par exemple, sur la scène où sévissent soit choléra, soit fièvre typhoïde, soit dysenterie, etc., alors qu'une cause générale toute puissante semble s'en prendre à une population entière, l'on est tout étonné de voir bien souvent l'élément épidémique épargner des individus qui, le plus résolument, se jettent au fort du foyer de l'infection, pour aller chercher à l'écart, et traîtreusement les frapper, ceux qui pouvaient, à bon droit, se croire sûrement abrités.

Que conclure de là, sinon qu'il n'est pas de cause absolue de ces maladies ? Qu'une cause générale d'infection existant, les prédispositions différentes des organismes font qu'elle passe inaperçue chez les uns, pour, chez les autres, exercer les ravages les plus désastreux ? Et, si la science est impuissante à modifier, à corriger la cause du dehors, que ne nous attachons-nous davantage à la recherche, à la connaissance des prédispositions favorables à son action, des portes de l'économie ouvertes à son accès, pour les lui mieux fermer aux jours du besoin !

C'est dire que nous résumons l'étiologie de la dysenterie dans la rencontre des deux circonstances suivantes :

1° L'action, sur l'organisme, d'une cause générale qui n'est encore qu'imparfaitement accessible à nos moyens d'investigation directe ;

2° La prédisposition de l'organisme qui le rend apte à subir cette action.

Dans tous les temps, l'esprit humain s'est invariablement mis à la recherche de la première, pour aussi rester invariablement indifférent à la connaissance de la seconde. Bizarrerie étrange, mais qui n'est pas neuve pour l'espèce ! l'on a tant vu courir après l'ombre au lieu de s'attacher à la proie ! Toujours est-il qu'après avoir rapporté la cause de la dysenterie, comme celle des grandes maladies épidémiques en général, les uns à la colère divine, les autres à l'influence des corps célestes, à la conjonction des astres, etc., des esprits, moins amis du merveilleux, cherchèrent son origine dans un ordre de choses plus appréciable, et crurent la trouver dans une alimentation de mauvaise qualité, dans l'usage de fruits verts, dans l'abus des alcooliques, dans le froid humide, dans les fatigues excessives, les souffrances morales et mille autres particularités qui ne donneront jamais la raison de l'infection du sang, qui fait le fond de l'affection dysentérique.

Grande dut être notre surprise de voir la dysenterie pénétrer dans les habitations le plus sainement situées, où toutes les habitudes étaient hygiéniques et régulières on ne peut plus, y frapper les organisations les plus robustes ; puis, tout à côté, épargner de misérables chaumières, ouvertes à toutes les intempéries, où croupissaient pêle-mêle des individus couverts de guenilles, mangeant, sans souci aucun, tout ce qui, à dessein, eût constitué la nourriture la plus *dysentérique* : fruits verts, pain de mauvaise qualité, etc., etc. Il n'est pas jusqu'à des buveurs que nous n'ayons vu, au fort de la mortalité, se livrer impunément et de plus belle à leur passion des alcooliques, prétendant que c'était pour eux *un moyen de mieux chasser le mauvais air.*

De tels faits vont trop à l'encontre de l'étiologie de la dysenterie, telle que la donnent les auteurs, pour que nous ne soyons en droit de lui refuser toute influence directe dans la production de cette maladie, à l'état épidémique. Et même son intervention indirecte nous paraît-elle offrir matière à réserve, à moins qu'il n'en soit tout autrement pour les dysenteries sporadiques. Mais notre manque d'expérience à ce sujet nous empêche de nous engager dans cette phase de la question. Nous n'avons jamais accepté, pour telles, des flux sanguinolents accompagnant certaines diarrhées plus ou moins intenses. Le cachet dysentérique n'était pas là.

A d'autres époques déjà, les causes le plus généralement invoquées pour le choléra, pour la fièvre typhoïde, nous avaient paru devoir encourir le même reproche. Leur action négative dans le développement des épidémies de ces maladies, tout en mettant l'enseignement classique en défaut, jetait trop souvent la thérapeutique dans un désarroi déplorable.

D'un autre côté, tant d'observateurs nous avaient, à toutes places, signalé l'apparition simultanée de cas de dysenteries avec les fièvres intermittentes, avec la fièvre jaune, avec la peste, avec le typhus, avec le choléra, dans les épidémies de ces grandes maladies!

Soit... que de telles coïncidences aient pu passer inaperçues de prime-abord. Mais il devenait difficile que, par leurs répétitions successives, elles n'éveillassent enfin l'attention du praticien. Eh quoi! trouver presque constamment les unes à côté des autres, certaines maladies toujours les mêmes, et cela tout particulièrement aux époques des épidémies, c'est-à-dire alors que la plupart des autres affections semblent s'effacer momentanément de la scène pathologique.... Et l'on ne se demanderait pas si ces individualités morbides éventuelles, absorbant toutes les individualités morbides ordinaires, et se montrant aux mêmes temps, aux mêmes lieux et dans les mêmes conditions, ne trahiraient pas quelque communauté d'origine! Si dysenterie, si choléra, si fièvre typhoïde, si peste et fièvre jaune ne pourraient pas bien être des expressions variées, il est vrai, mais multiples d'une même causalité!

Et, quand la contagion, la contagion qu'il ne nous a pas été possible de mettre en doute, plus pour la dysenterie que pour la fièvre typhoïde et pour le choléra; quand la contagion fut venue, avec sa formidable puissance de logique, tracer, sous nos yeux, le terrible trait d'union entre ces maladies, oh! alors, nous sentîmes singulièrement se rétrécir le champ de nos recherches. A parité d'effets, devait, semblait-il, correspondre une parité de causes; et il ne nous restait plus qu'à trouver cette cause universelle peut-être, nous voulons dire se retrouvant la même en tous lieux où se développent ces terribles affections.

Car, de nos jours, la médecine tend à perdre toute

croyance aux influences occultes, et ne pense plus guère
à s'en prendre à la divinité déchaînant, contre l'humanité,
les épidémies comme des foudres vengeresses, comme
des châtiments mérités. Plus sérieusement observatrice
des phénomènes qui s'accomplissent dans notre monde
physique, elle s'attache à rechercher dans un élément
matériel, appréciable, la raison des choses de son domaine. Voie plus difficile, plus laborieuse sans doute,
mais aussi bien plus féconde en résultats.

Pourtant le but devient parfois aisément accessible; il
suffit au médecin de suivre le cours des événements.
D'aussi loin que remontent les souvenirs des plus anciens
habitants de Fourmies, même les traditions qui nous
restent, jamais notre village n'avait été le théâtre de ces
grandes épidémies qui marquent leur deuil dans les
annales des mauvais jours d'une localité. Dans ces dix
dernières années seulement, des apparitions successives
et rapprochées de ces tristes fléaux sont venues jeter
notre population dans l'étonnement et la stupeur, et
donner, à juste titre, l'éveil à notre sollicitude. Ne
sommes-nous pas les préposés par la nature à la garde
de l'espèce?

D'où nous arrivaient ces perturbations nouvelles, inac-
coutumées? Quelle déesse Méphytis était venue prendre
son domicile au milieu de nous? Quelques nouveaux
marais Pontins s'étaient-ils formés dans notre voisinage?
Un Nil quelconque avait-il couvert notre sol de son dan-
gereux limon?

Si les bienfaits d'une industrie, plus florissante chaque
jour, avaient importé chez nous les richesses d'une hygiène
favorable, nous l'avons dit, aux points de vue de la
propreté, des habitations, du régime alimentaire, etc.,
il nous était réservé d'acquérir bien vite la triste convic-

tion que, par un contre-coup sans doute inhérent à la force des choses, ces avantages ne nous étaient acquis qu'au détriment de nos premières conditions hygiéniques générales.

Un faible cours d'eau qui serpente par le milieu de notre village, n'avait, de temps immémorial, charrié que des ondes toujours pures, et partant inoffensives. Quand, il y a quelque dix ans, les besoins nouveaux de l'industrie en firent le réceptacle d'eaux impures, facilement putréfiables, et déchargeant, dans son lit, une quantité prodigieuse de vase infecte. Les circonstances atmosphériques, la sécheresse en mettant à nu ce limon, la chaleur en aidant à sa prompte fermentation, rendaient, certaines années, son voisinage incommode en tous temps et parfois redoutable à notre population (1).

____

(1) Un médecin aussi distingué par son érudition que par son tact médical, et dont l'opinion nous a toujours paru recommandable dans les hautes questions de la pathologie, M. le docteur Contesse, maintes fois appelé à nous prêter son concours dans les circonstances diffi- ciles, en d'autres moments délégué pour venir étudier et apprécier les milieux où se sont développées nos épidémies, comme nous, n'a reconnu de cause plausible que dans les émanations infectes qui se dégagent de notre rivière.

Il est juste de dire que, mise en éveil depuis, l'autorité supérieure a pris, dans ces derniers temps, des mesures qui tendent à faire renvoyer, claires et purifiées, à la rivière, les eaux qui ont servi aux divers besoins de l'industrie lainière, particulièrement au dé- graissage.

C'est une amélioration dont on doit la féliciter, et que MM. nos industriels doivent prendre à cœur de réaliser aussi consciencieuse- ment que possible. Cela doit être. Car la santé est le premier des biens ; et, prise à un point de vue général, elle est un bienfait public

Grave sujet de réflexion, que l'apparition d'épidémies,
jusqu'alors inconnues de notre localité, correspondant à
ce changement dans notre état territorial, et tellement
sous la dépendance des influences atmosphériques favorables aux décompositions organiques, que toujours il
devenait facile de rendre, à l'avance, quelque oracle
sinistre de maladie! Grave sujet de réflexion aussi, que
cette succession d'épidémies d'ictère, de choléra, de fièvre
typhoïde, de dysenterie et d'affections cholériformes se
développant dans des conditions absolument identiques,
comme autant de manifestations, il est vrai différentes
par la forme, mais essentiellement les mêmes par le
fond!

En nous reportant aux milieux où, par une prédilection
marquée, sévissent les grandes épidémies en général,
quelle frappante conformité ne présentent-ils pas avec le

---

auquel tous ont des droits sans doute, mais que tous aussi ont pour
devoir de sauvegarder dans la mesure du possible.

Ajoutons que notre administration locale s'occupe activement des
moyens de faire arriver de nouvelles eaux dans notre commune.
Pour l'encourager à rendre puissamment effective une pareille mesure,
nous citerons ce fait d'Empédocles : Une rivière portait dans une pro-
vince, avec ses eaux fétides et corrompues, des maladies meurtrières:
Empédocles en joignant, à ces eaux, celles de deux autres rivières,
augmenta la rapidité de son cours : ces maladies ne reparurent plus.
Ne pourrions-nous encore lui signaler ce qui vient de se passer, en
1860, année pluvieuse par excellence, où les cours d'eau, même les
plus exigus, ont eu une chasse des plus actives, où aussi les vases ont
toujours été suffisamment recouvertes d'eau, partant, inaccessibles
aux excitants ordinaires de leurs évaporations. Aussi, contrairement
à ce qui se passe depuis quelques années, n'avons-nous eu trace de
maladies épidémiques.

nouveau milieu que nous avaient fait quelques circonstances nettement définies !

L'observation, l'analogie, le raisonnement à défaut de pondération directe, tout contribuait à concentrer notre attention sur une cause d'une efficacité formidable et de moins en moins contestée, nous parlons des effluves et des miasmes s'échappant de vases infectes, le plus ordinairement sous l'influence d'une sécheresse exagérée les mettant à découvert, d'une chaleur anormale et d'humidités momentanées aidant à leur décomposition, à leur pourriture.

Effluves et miasmes, non que nous ignorions la distinction faite, souvent à tort selon nous, des uns et des autres. Leur rapprochement et presque leur identification se trouvent dans leur nature même. Si le miasme n'est pas, à bien dire, un effluve, l'effluve n'est-il pas toujours un miasme? Où sont les effluves de formation exclusivement végétale? L'élément animal ne fait-il pas toujours, bien que dans des proportions fort variables il est vrai, combinaison avec l'élément végétal, dans ce qui forme la vase d'une manière générale? Et pourquoi les émanations qui s'échappent de certaines vases, de celles surtout où domine l'élément animal, ne pourraient-elles engendrer certaines maladies comme la dysenterie, la fièvre typhoïde, etc., avec la même puissance que les miasmes proprement dits (1) ?

-----

(1) C'est pourtant ainsi que les choses se passent dans notre localité. Les impuretés de nos eaux sont essentiellement formées des matières animales, dont est naturellement imprégnée la laine des animaux. Quoi d'étonnant à ce que, pareillement composées, les décharges de ces eaux aient occasionné des fièvres typhoïdes et des

Cette cause première, essentielle, spécifique si on le veut, reconnue, nous faisons une part secondaire aux circonstances qui favorisent son développement, son éclosion en quelque sorte : ainsi toutes les conditions atmosphériques, météorologiques ou terrestres qui mettent les vases à nu ; la chaleur et l'humidité qui hâtent leur pourriture : *Pestilens annus pluvius et austrinus*, avait déjà dit Hippocrate ; la composition du sol qui rend les évaporations plus faciles, plus abondantes ici qu'ailleurs ; la direction des vents qui portent les miasmes et les effluves dans telle ou telle direction, etc., etc.

Aujourd'hui, sans craindre de paraître trop osé, nous reconnaissons à cette étiologie de la dysenterie, le droit d'entrer dans le domaine de la science avec la puissance de ces grandes vérités, qui n'en existent pas moins, parce qu'elles échappent à l'appréciation directe de nos sens.

---

dysenteries ? Après tout, où s'arrêter dans la démarcation à établir entre l'action des effluves et celle des miasmes proprement dits, quand nous voyons, tous les jours, sur le champ des épidémies, les effets des uns et des autres tant se rapprocher qu'ils finissent par se confondre.

Les faits semblables à celui signalé par Johnson, et dont nous parlons plus loin, se multiplient à l'infini. Nous avons vu, pour notre part, des cas de choléra, de typhus et de fièvres intermittentes à côté de dysenteries épidémiques.

C'est pourquoi nous faisons marcher de compagnie les effluves et les miasmes, regardant comme indivise l'action de ces agents. Que la fièvre typhoïde, que la dysenterie se rattachent plus particulièrement aux émanations animales, nous ne le contestons pas, mais nous croyons qu'on ne peut plus nous contester aujourd'hui que ces mêmes maladies proviennent aussi de certains limons, ceux surtout dans lesquels domine relativement l'élément animal.

La philosophie médicale ne peut refuser de la consacrer à ce titre. Les physiciens procèdent-ils plus sûrement quand, d'après des effets constants, ils admettent, comme causes constantes, l'électricité, la pesanteur, etc.? Et puis, si nous mettons toutes les sciences en demeure d'avoir leurs vérités plus positives, plus matérielles, plus palpables, combien d'entre elles resteront derrière nous? Combien ne pourront, comme nous encore, aspirer à des termes aussi bien définis!

C'est là pour la cause du dehors, pour la cause déterminante de la dysenterie. L'à-propos nous dit de nous mettre à la recherche de la prédisposition de l'organisme qui lui ouvre les portes de l'économie (1).

---

(1) Au milieu de cet admirable concours d'émulation des sciences en général à se mettre sans relâche à l'œuvre pour accroître, chacune dans sa mesure, le bien-être de l'espèce humaine, la médecine, pour se recommander auprès de l'observateur sérieux, n'a besoin que de l'importance relative de ses travaux et de l'immense bienfait de leurs résultats. Nonobstant certaine injustice, parfois certaine ingratitude qu'elle rencontre sur sa route, on la voit marcher, avec la seule conscience du devoir pour appui, vers l'accomplissement de sa tâche, comme poussée par une foi et par une passion de persévérance que rien ne peut ralentir.

Guérir les maladies une fois qu'elles sont développées, — prévenir leur développement lorsqu'elles ne sont qu'imminentes, — telle est la double application vers laquelle semblent converger les divers embranchements scientifiques qui font d'elle la science de toutes la plus difficile et la plus complexe. Mais, on ne peut trop le dire, — la thérapeutique et la prophylaxie n'auront jamais de puissance réelle qu'autant qu'elles seront, avant tout, éclairées du flambeau d'une bonne étiologie. L'étiologie dont l'objet est de nous conduire à l'appréciation tant de la cause du dehors qui peut influencer l'orga-

Mais s'il nous a suffi de demander à l'observation de ramener, d'elle-même en quelque sorte, la première partie de l'étiologie de la dysenterie à l'existence pure et simple des effluves et des miasmes dans notre atmosphère, hâtons-nous de dire qu'il n'en a pas été de même quand il s'est agi de préciser les conditions intimes de l'organisme qui le prédisposent à subir l'action de ces agents délétères. Hâtons-nous de le dire — pour ne pas laisser le temps à d'inutiles déceptions — force nous a été de reconnaître que l'insuffisance de nos éléments nous laissait impuissant à résoudre cet intéressant problème de la pathologie humaine. Nous le laissons comme un noble but aux efforts de tous. A qui jettera pleine lumière dans ce haut sujet de pathologie, doit revenir une reconnaissance telle de l'humanité, qu'elle atteigne à la hauteur du bienfait.

En attendant, mais avec toute réserve, nous soumettons, au monde médical, le résultat de nos propres appréciations.

Dans toute épidémie, les fonctions de l'organisme en général, digestion, respiration, circulation, sécrétions, nutrition, etc., nous paraissent s'accomplir d'une manière trop indépendante et trop égale, chez les sujets qu'épargnera l'infection comme chez ceux qui doivent la subir, pour que nous soyons tenté de supposer, dans tout ce qui y a trait, des éléments immédiats et directs d'accès au prin-

---

nisme, que de la prédisposition de celui-ci à subir cette influence. En déduisant de ces rapports respectifs leur conséquence, ne va-t-on pas droit à cette féconde vérité : que la connaissance de la cause déterminante d'une maladie est à son traitement ce que la connaissance de la cause prédisposante est à sa prophylaxie.

cipe morbide dans l'économie. Il répugne d'admettre, d'un autre côté, que, pour des individus séjournant dans la même atmosphère, dans la même habitation, dans la même chambre, l'air que tous respirent, varie à ce point de composition qu'il soit, par lui-même, inoffensif pour les uns et fatalement toxique pour les autres. A ces considérations, si nous ajoutons, par avance, que toutes les fièvres ou maladies sans localisation anatomique suffisante pour expliquer leurs effets sur l'organisation, nous paraissent, comme il sera dit tout à l'heure, consister essentiellement en un empoisonnement direct du sang par l'agent septique des effluves ou des miasmes, l'on comprendra que, à notre point de vue, ce sont des dispositions propres, des modifications particulières dans la crâse physiologique du sang qui, seules, peuvent faire que, en dépit de toutes précautions ou de toutes négligences, les uns sont sauvegardés, tandis que les autres paient irrémissiblement leur tribut à la maladie.

Ajoutons qu'un fait d'observation a, dans tous les temps et d'une manière soutenue, attiré notre attention, sur les diverses scènes épidémiques où se sont faites nos investigations, qu'ilse soit agi de dysenteries, ou de fièvres typhoïdes, ou d'affections cholériques et cholériformes. C'est que la détérioration du sang, lorsqu'elle provient d'excès de sorte ou d'autre, et, surtout, d'une alimentation insuffisante ou de mauvaise qualité, bien autrement encore que quand elle dépend de quelque vice constitutionnel, nous a paru constituer la cause radicale, celle efficacement prédisposante à l'invasion des maladies effluvéennes ou miasmatiques. Toujours nous avons vu le mal épidémique frapper ses premiers coups dans cette classe insouciante ou ignorante des premières lois de l'hygiène, qui, par incurie souvent, plus souvent encore par défaut de ressources suffisantes, ne sait ou ne peut se ménager les bienfaits d'une nutrition bien entendue et bien gouvernée. C'est toujours après avoir trouvé les assises de son funèbre charnier parmi des malheureux de ce genre après avoir ainsi puissamment renforcé son foyer primitif d'infection, que l'*Aura* destructive a quelquefois fini par frapper des organisations plus élevées au point de vue de l'entente de l'alimentation et de la diététique générale.

Ici l'observation s'arrète pour nous. Sans que nous ayons en rien saisi, dans la crâse physiologique du sang, la nature de l'altération qui constitue la prédisposition aux maladies miasmatiques. Mais l'esprit veut aller plus loin,.. Nous ne savons quelle tendance semble le pousser à substituer ses impressions aux données que n'a pu lui fournir jusqu'ici l'observation directe. Il se laisse aller à voir, dans le sang, quelqu'un ou quelques uns des éléments constitutifs et physiologiques de ce liquide préposés par la nature au maintien de sa composition harmonique et chargés de le protéger contre l'action des principes délétères dont l'homme est constamment menacé. Et, la pente devenant de plus en plus facile, il en vient à se demander si pareil rôle ne pourrait pas bien être dévolu spécialement au sel, par exemple, au sel, cet ennemi bien connu de toute fermentation et particulièrement de la fermentation putride.

Le changement ou la persistance de la proportion normale ou physiologique de ce principe dans le sang nous expliquerait suffisamment comment l'absorption des effluves ou des miasmes est si facile, si prompte chez d'aucuns sujets ; déjà plus difficile, plus lente chez d'autres ; pour enfin rencontrer une classe d'organisations tout-à-fait réfractaires.

Toujours est-il qu'il n'y a rien que de rationnel à admettre que les effluves et les miasmes, ces produits d'une fermentation *suî generis*, portés par l'absorption, comme un levain de nouvelle sorte, dans un sang ainsi dépouillé de son antiseptique naturel, puissent lui communiquer ce travail particulier, cette révolution, subite parfois, parfois plus lente, qui, graduellement ici, instantanément là, bouleverse et métamorphose en quelque sorte sa composition, même son aspect extérieur.

Il manque à notre croyance l'appui d'analyses suffisantes. Nous appelons, de tous nos vœux, le jour où des investigations nouvelles permettront de dire comment, sous l'influence d'une chaleur plus ou moins intense, plus ou moins prolongée, de conditions climatériques particulières, de degrés divers de concentration et d'étendue de foyer, etc., les effluves et les miasmes acquièrent une septicité d'une intensité variable à ce point de produire tantôt de simples fièvres intermittentes et tantôt de la dysenterie, de la peste, du choléra, de la fièvre jaune, etc.; comment encore tels ou tels organismes, par une différence de composition du sang, prennent des aptitudes qui les rendent diversement impressionnables à l'action des mêmes agents délétères, de telle sorte qu'on voie bien souvent, sous le fait d'une même cause, l'un prendre une dysenterie ou une fièvre typhoïde, l'autre de simples fièvres intermittentes, quand un troisième reste invulnérable, bien que vivant au beau milieu de l'atmosphère infectieuse !

Attendons de si beaux progrès, sans vouloir nous aventurer plus avant aujourd'hui. *Meliùs est sistere gradum quàm progredi per tenebras.*

NATURE.

Que si nous abordons la question de la nature de la
dysenterie, nous n'entendons, en aucune manière, expliquer, par quel mécanisme essentiel, par quelle modifica-
tion profonde, l'organisme passe de la santé à la maladie.
Si déjà nous ne pouvons juger de la vie que par ses
résultats ; si, d'un autre côté, les sciences en général ne
peuvent remonter plus avant que nous dans l'appréciation
intime de tous les phénomènes qui s'accomplissent sous
nos yeux ; nous croyons, avec Sydenham, qu'il est sage
de nous incliner devant des mystères dont la clef semble
exclusivement réservée à l'intelligence qui préside à l'harmonie de l'univers. Il ne s'agit pour nous que de la nature
appréciable des maladies, celle qui ressort ou de l'obser-
tion directe des faits, ou des données d'une analogie
prochaine.

Contester à la dysenterie la place qu'on lui a faite parmi
les phlegmasies ;

La reporter dans la classe des maladies *improprement
dites* Fièvres ou Pyrexies ;

Pour, enfin, la localiser dans le sang, c'est dire dans l'économie toute entière ;

Tel est, de notre part, le but d'une aspiration légitime. En nous engageant dans cette arène nouvelle, et, pour cela même, bien mouvante, nous nous sentons affermi par des convictions sincères, profondes, lues ou puisées exclusivement dans le livre de la nature. On est tout étonné de se transformer en quelque sorte sous un pareil enseignement et de trouver les éléments d'une force et d'une assurance qu'on ignorait en soi-même.

Nous laissons à la sagacité de nos lecteurs le soin de tirer des considérations étiologiques qui précèdent, des déductions assez puissantes déjà pour accuser, à elles seules, la véritable nature de la dysenterie. Et nous chercherons, de notre côté,

Dans les lésions anatomiques de la dysenterie,

Dans son expression symptômatologique ou phénoménale,

Dans le mode de thérapeutique qui lui convient, la consécration de cette double proposition : la dysenterie n'est pas une phlegmasie; — ses attributions les plus intimes marquent sa place au nombre des maladies que, jusqu'à nous, l'on a appelées fièvres essentielles ou pyrexies.

En tant que lésion réputée inflammatoire, seuls les désordres du côté du gros intestin caractérisent anatomiquement la dysenterie, comme seuls ceux de la région iléo-cœcale, anatomiquement, caractérisent la fièvre typhoïde. Quelle saisissante ressemblance des uns aux autres, part faite de la différence de siége! Il nous suffit de la signaler à l'attention de ceux qui, ayant vu, se souviennent.

Mais que ces lésions pathognomoniques accusent un

état inflammatoire, elles ne pourront alors déroger à cette grande loi de pathologie qui consacre une corrélation forcée entre la gravité des désorganisations intestinales et celle de la maladie. Eh bien! nous avons vu des sujets, chez lesquels les désordres organiques ont été portés aux extrêmes limites, ainsi qu'il est résulté de la quotité et de la qualité des détritus et du pus évacués par les malades, cheminer avec un calme imperturbable et tout aisément arriver à terminaison heureuse; quand d'autres ont succombé d'une manière violente et soudaine, chez lesquels il devait à peine exister quelque vestige de ces altérations. Oui... et comme l'on a vu périr des typhoïques chez lesquels il n'existait pas trace de ce qu'on appelle l'inflammation iléo-cœcale, nous avons vu mourir des dysentériques, chez lesquels les lésions du gros intestin devaient être nulles ou restées à l'état rudimentaire. Ils ont donc, ceux-là, succombé sous le coup d'une phlegmasie, qui, matériellement, n'avait ni siége, ni expression, et, partant, n'a jamais eu d'existence réelle que dans certaines appréciations systématiques, trop erronées aujourd'hui pour croire qu'elles soient encore demain.

Car une telle inconstance ne peut qu'amener une déchéance légitime, et faire rejeter ces lésions dans une sphère secondaire. Pour notre part, nous croyons qu'on ne doit les accepter désormais ni pour plus, ni pour moins que les congestions gastro-intestinale du choléra, gastro-hépatique de la fièvre jaune, gastro-splénique, cutanée, ganglionnaire, de la peste, etc. Tous ces désordres locaux ne tiennent-ils pas tout simplement au mode particulier d'élimination dont se sert l'organisme pour éconduire le principe septique qui l'a infecté, mode qui varie selon l'espèce de maladie et souvent aussi selon les malades dans la même épidémie? Et si les uns sont moins prononcés que les autres, s'ils arrivent à un état de désorganisation moindre ici qu'ailleurs, cela ne tient-il pas à ce que l'élimination est plus prompte d'un côté que de l'autre ? Ainsi pour le choléra, la fièvre jaune et la peste d'une part, de l'autre pour la fièvre typhoïde et la dysenterie.

De telles considérations sont, semble-t-il, bien faites pour jeter un jour suffisant sur la nature de la dysenterie. A leur défaut, l'examen du sang nous eût donné, sur ce sujet intéressant, une confirmation, plus que toute autre, péremptoire. Jamais travaux peut-être n'ont été plus féconds en résultats pour une science et n'ont assuré de conquêtes plus profitables à l'humanité, que les études analytiques du sang dans les maladies. Les connaissances qui nous en reviennent ne tendent pas à moins qu'à faire, à l'heure qu'il est déjà, de la médecine une science vraiment exacte, et marchant, bien qu'on en dise, sur des assises certaines, inébranlables. A MM. Andral et Gavarret surtout, puis à MM. Becquerel et Rodier, l'honneur d'avoir illustré notre époque par leur constante et courageuse initiative à se mettre à la recherche de ces grands problêmes de l'organisme malade !

Nous savons bien qu'ils n'en sont pas venus encore à nous montrer l'élément toxique dans le sang, lors des épidémies ; pas plus que les chimistes, dans l'analyse de l'air, n'y ont jusqu'ici trouvé le principe morbigène. Mais est-ce donc si peu de chose de nous avoir rendu palpables, des différences fondamentales de composition du sang dans les divers états pathologiques ; par exemple, la fibrine augmentant constamment dans les phlegmasies, et cette même fibrine n'augmentant jamais et diminuant presque toujours dans les pyrexies? Avec cette précieuse donnée, il nous a suffi de voir le sang de quelques malades de dysenterie, pour que nous rejetions d'emblée cette affection du cadre des maladies inflammatoires. Quelle diffluence de caillot chez le dysentérique! quelle noire bouillie! quelle putridité hâtive! quel contraste avec le sang d'un phlegmasique!

Non pas que l'altération du sang soit aussi prononcée dans tous les cas indistinctement. Il est indispensable, pour cela, que l'action du principe morbide sur le sang ait eu le temps de produire son effet. Mais alors c'est *toujours* que la fibrine nous a paru sinon diminuée du moins modifiée dans la dysenterie et dans les fièvres en général.

Ce n'est pas nous inscrire en faux contre les résultats des savantes analyses faites sur le sang dans les maladies. Notre mode d'appréciation ne nous en donne ni le droit ni l'envie ; car cette appréciation, toute superficielle, ne repose que sur l'aspect extérieur du sang.

Mais il n'en existe pas moins ce fait que la simple inspection de ce fluide nous laisse apercevoir des modifications constantes dans la manière dont se présente le caillot, selon qu'il s'agit de dysentériques ou de phlegmasiques, disons même, par anticipation, selon qu'il s'agit des fièvres en général ou des inflammations. Tandis que l'analyse, en montrant la fibrine tantôt diminuée, tantôt stationnaire dans les mêmes maladies, semblerait devoir laisser la place à quelque incertitude encore, à quelque indécision qu'on aime toujours d'éviter.

Aussi l'impression que nous avons retirée de cette constance des caractères fournis par la simple inspection du sang, l'inspection du sang, ce mode d'observation si prompt et si facile dans la pratique usuelle, tout en nous laissant d'accord avec les données de l'analyse, nous porte à demander :

Si les modifications subies par le caillot dans les maladies ne peuvent bien dépendre d'une autre cause que de
la quantité en plus ou en moins de la fibrine dans le sang ;

S'il ne peut se faire, en admettant, ce qui ne nous paraît
pas contestable aujourd'hui, que la fermeté du caillot et
sa puissance de rétraction d'une part, sa mollesse et sa
faiblesse de retrait de l'autre, ne ressortissent qu'à la
fibrine du sang, s'il ne peut se faire que la différence de
qualité de ce principe ne soit à même, tout autant et peut-
être plus que la différence de quantité, de modifier l'aspect
extérieur du sang ;

S'il ne peut se faire que les fièvres d'un côté, les phlegmasies de l'autre, n'agissent sur la fibrine que par un
simple travail d'*hétéromorphisme* dont un des effets les
plus caractéristiques serait de diminuer ou d'augmenter
la force de rétractilité propre à ce principe, lors de son
passage de l'état soluble à l'état insoluble ? Différences de
degré de rétractilité dont dépendraient les variations
d'aspect du caillot du sang, dans les fièvres et dans les
phlegmasies.

En résumé, que, d'après les données de l'analyse, la
fibrine ne soit pas toujours diminuée de quantité dans les
fièvres, aussi bien qu'elle est augmentée dans les phlegmasies, il n'en reste pas moins vrai que l'œil du clinicien
saisit des différences constantes dans la manière dont la
fibrine modifie l'aspect extérieur du caillot, selon qu'il
s'agit des unes ou des autres. Là se trouve, pour nous,
toute l'importance pratique de la question, la seule dont
nous ayons besoin pour le moment.

A côté de cette toute puissance de l'élément anatomique
pour dire la nature de la dysenterie, nous croyons avoir à
tirer certain parti des ressources, moins directes peut-
être, que nous offre le tableau symptômatologique de

cette maladie. Ici, nous écarterons bien des vagues signi-
fications, pour nous occuper spécialement de la fièvre et
rechercher si ce symptôme présente, chez les dysentériques, les caractères de la fièvre phlegmasique, comme
dans la synoque, la pneumonie, l'entérite, etc., ou bien
ceux d'une fièvre à physionomie particulière, à l'instar de
la fièvre typhoïde, de la fièvre jaune, etc.

D'une manière générale, la fièvre reste encore aujour-
d'hui, dans la pathologie, un quelque chose de très
imparfaitement, de très incomplètement défini. Telle
qu'on nous la fait, nous la retrouvons, en effet, dans les
conditions les plus opposées de l'organisme, dans l'état
physiologique comme dans l'état de maladie.

Voyons ce qui se passe dans l'ordre physiologique.
Que, sous l'influence d'un régime trop analeptique, trop
réparateur, ou par le simple bénéfice d'une organisation
trop riche, trop généreuse, un sujet devienne pléthorique ;
la circulation s'accélère, la chaleur augmente, il survient
ce qu'on peut appeler de la fièvre, en s'en tenant à la
définition scolastique. Que sous l'action, au contraire,
d'une alimentation insuffisante, d'une misère prolongée,
d'un tempéramment pauvre, de déperditions importantes,
de tourmentes affectives ou morales, ou de causes indé-
finies, un autre sujet devienne *sérieusement* anémique ou
chlorotique, la circulation s'accélère, la chaleur augmente
parfois, il survient aussi ce qu'on peut appeler de la
fièvre.

De même au point de vue pathologique. Qu'une cause
hypersthénisante, comme celle des phlegmasies en général, stimule, allume l'organisme, la circulation s'accélère.
Qu'une cause hyposthénisante, comme celle de toute
pyrexie, vienne à le déprimer, à l'abattre, la circulation
s'accélère encore ; fièvre d'un côté, fièvre de l'autre,

nonobstant les conditions les plus diamétralement opposées (1).

Quelle définition donner alors de la fièvre, à moins de
dire, tout d'abord, qu'il existe une fièvre physiologique et
une fièvre pathologique? Et, pour chacune de ces divisions
primordiales, une fièvre sthénique et une fièvre asthé-
nique? Une fièvre pour les affections qui exaltent les
forces virtuelles de l'économie, une fièvre pour celles qui
les affaiblissent, les dépriment, et nous voudrions dire,
les *prostréent*.

---

(1) La pléthore comme l'anémie et la chlorose, les phlegmasies
aussi bien que les pyrexies, ne montent ni n'abaissent l'organisme
jusqu'à l'état fébrile qu'autant que leur évolution atteint un degré
suffisant. Car, que de pléthoriques qui ne s'élèvent pas à la turgescence de la fièvre ; et que d'anémiques, que de chlorotiques qui ne
descendent pas à sa dépression ! Des pléthoriques se voient tous les
jours qui s'éloignent peu de l'état physiologique. Et tout chacun
sait que la chlorose et l'anémie, telles qu'on les observe la plupart
du temps, se font remarquer au contraire par une certaine lenteur de
la circulation, et par une tendance plus ou moins prononcée au
réfroidissement général et surtout au froid des extrémités. La même
observation pratique se retrouve à propos des phlegmasies et des
pyrexies. Il n'est pas d'observateur qui ne rencontre, sur son parcours, les unes ou les autres de ces espèces pathologiques, s'offrant à
son exploration avec les signes négatifs de l'appareil fébrile ordinaire.

Donnez à ces divers états de l'organisme un degré de plus et vous
changerez l'expression pathologique. Une véritable fièvre tend alors
à s'établir, de surexcitation d'un côté, de dépression, d'affaisse-
ment de l'autre ; fièvre qui dure tant et aussi longtemps que quelque
médication heureusement modificatrice, ou bien — chose plus rare —
quelque effort généreux, spontané de la nature médicatrice n'appor-
tent une assistance effective.

Posées ces distinctions., il devient plus facile de dire ce que l'on peut entendre par fièvre. C'est pour nous, cet effort, ce mouvement particulier de l'organisme, tantôt pour rejeter son trop plein, son exeubérance de force — pléthore, — ou l'hyperstimulus qui le met en effervescence — phlegmasies ; — tantôt, comme pour appeler à son aide ou contre une délibitation directe — chlorose, anémie, — ou enfin contre l'épuisement si prompt qui résulte de l'action maligne de quelques agents de maladie, pyrexies — Fièvre de richesse, fièvre de pénurie, comme manifestations physiologiques ; et, dans l'ordre pathologique, fièvre de surexcitation, fièvre de dépression.

Demandez au sang si de pareilles distinctions ont quelque chose d'arbitraire. Il vous les montrera correspondant avec l'augmentation ou la diminution des globules d'un côté ; avec l'augmentation ou la diminution de la fibrine de l'autre.

Où trouvera-t-on quatre types mieux accentués de la fièvre en tant que symptôme d'états morbides, ou mieux des déviations en plus ou en moins au degré normal de la santé ? C'est en se rapprochant de l'un ou l'autre de ces types, et, le plus souvent, en se confondant avec l'un d'eux, que la fièvre se présente à notre exploration de tous les instants.

De telles considérations nous amènent tout naturellement à tirer des faits leurs inflexibles enseignements. Il suffit d'avoir observé les allures étranges de la fièvre dysentérique, pour lui reconnaître une négation complète, absolue, des caractères de la fièvre phlegmasique. La fièvre phlegmasique, dans laquelle nous voyons cette loi de synergie des forces vitales qui fait qu'aussitôt qu'une partie de nous-même est enflammée, l'organisme tout entier prend feu, s'allume et présente, à notre examen, cet état de turgescence générale, dont l'ensemble de l'économie donne une expression si bien connue du médecin.

Quelle affection, au contraire, se présente avec des symptômes plus fidèles, mieux dessinés de cette fièvre hyposthénisante que nous appellerons d'intoxication ? — Fièvre d'intoxication dans laquelle l'organisme, jusque dans le plein de ses efforts, sent partout la détresse et l'anxiété. Ce n'est plus le sang enflammé qui bouillonne et demande à rejeter son trop plein, l'épine qui le met en feu. C'est tout au plus la circulation se débattant en quelque sorte sous la dépendance du système nerveux ; du système nerveux, cette vigilante sentinelle préposée à la garde de l'économie, qui jette son cri d'alarme pour avertir qu'un ennemi des plus traitres, des plus perfides, a pénétré dans l'organisation, et appelle à son secours pour se débarrasser de ce visiteur malfaisant.

A l'anatomie pathologique qui dénie tout cachet inflammatoire à la dysenterie, à la symptômatologie qui lui marque les attributions d'une pyrexie, la thérapeuthique vient, en son lieu, prêter une bien puissante sanction. Nous ne l'invoquons, pour le moment, qu'au simple point de vue général, devant tout-à-l'heure aborder cette partie de notre sujet dans son entier.

Si besoin est, pour faire justice d'une phlegmasie, de dépouiller plus ou moins l'organisme jusqu'à le jeter terre à terre parfois, il convient, au contraire, de le soutenir et de le relever à propos, lorsqu'il est sous le coup d'une pyrexie. C'est dire de quelle importance devient une appréciation exacte de la nature de la dysenterie. Ainsi, quand, sur la foi des traités, nous avons suivi les errements de la science à ce sujet, de tristes mécomptes nous ont bien vite arrêté dans cette fausse voie, pour nous faire

rebrousser chemin. Oui, notre expérimentation personnelle nous fait un devoir de dire que les émissions sanguines nous ont toujours paru nuisibles, employées contre
la dysenterie dégagée de certaines complications. Toujours l'organisme nous a semblé protester contre elles,
par une sorte de surexcitation de l'orgasme circulatoire et
de l'éréthisme nerveux ; quand, par contre, nous avons
vu la médication par les toniques, quelques doses de
quinquina par exemple, diminuer, d'une manière frappante, le tumultueux de la circulation. Notre intervention
thérapeutique se trouvait ainsi jugée. Une fois de plus
nous avions reconnu la justesse de ce précepte Hippocra-
tique : *Naturam morborum curationes ostendunt.*

Ces explications ne nous semblent pas devoir laisser de
place au doute sur la véritable nature de la dysenterie.
Reste à dire pourquoi nous voyons dans cette affection
une maladie, nous pourrions dire un empoisonnement du
sang.

Ce fait, qu'il nous paraît facile déjà de déduire de nos
considérations étiologiques, doit trouver une plus ample
consécration dans nos aperçus concernant les fièvres en
général. Néanmoins nous croyons pouvoir, dès à cette
heure, nous prévaloir de l'appui que nous fournissent
les anomalies, les déviations que subit l'évolution du
principe morbide, dans nombre d'épidémies.

En effet, dans toute épidémie qui se soit présentée sur
le champ de notre observation, nous avons toujours vu
se montrer, à côté de la maladie principale, de celle qui
imprime son cachet à la manifestation épidémique, —
dysenterie, fièvre typhoïde ou choléra, — de ces affections
semblait-il intercurrentes, mais que nous n'avons, au
demeurant, acceptées que comme des expressions multiples et diversement accentuées d'une même cause d'infec-

tion. Ainsi des diarrhées sans nombre, des fièvres intermittentes simples ou pernicieuses, des suettes miliaires et de ces états pathologiques en apparence bénins, inoffensifs, mais parfois de beaucoup les plus à craindre.

Les diarrhées on fait un accompagnement si constant, une escorte si fidèle de tous nos épidémies, soit de dysenterie, soit de fièvre typhoïde ou de choléra, qu'elles ont fini par ne plus être considérées comme de simples coïncidences par personne. Le bon sens vulgarise, avec sa logique si simple et si vraie que souvent elle laisse derrière elle les raisonnements les plus séduisants, les a tenues pour quelque diminutif de la maladie régnante. Il n'a pas manqué non plus de prendre à parti l'air atmosphérique comme renfermant la cause efficiente de tous ces flux diarrhéïques. Quoi d'étonnant, du reste, que la plupart des sujets pris de ces indispositions, sentant n'avoir en rien dévié aux règles hygiéniques qui sont du ressort de la volonté humaine, soient amenés, par la force des choses, à chercher, en dehors d'eux, dans un élément qu'ils n'ont pouvoir de gouverner, une cause à l'action de laquelle ils n'on pu se soustraire, au prix de n'importe quels moyens? Nos considérations étiologiques, d'accord avec le sens du vulgaire, lui donnent toute confirmation. Et nous croyons que la même influence épidémique, qui ne s'est traduite qu'en diarrhées, rencontrant, chez les mêmes sujets, une prédisposition plus grande, plus complètement élaborée, — qu'on nous passe l'expression, — eût pû se faire d'emblée la maladie principale, dysenterie, fièvre typhoïde ou choléra (5).

---

(5) Au milieu de tous ces diarrhéïques, lors de notre dernière épidémie de dysenterie, 1859, se sont montrés de véritables cas de

Et même, il faut le reconnaître, la délimitation respective de chacune de ces catégories de cas pathologiques n'est pas toujours bien facile, toute volonté qu'on apporte à cette opération. Car, si la clinique, grâce à ses admirables ressources d'élucidation, s'élève souvent au positivisme dans ses enseignements, tels cas existent encore dans lesquels le manque de symptômes, leur indécision la privent de cette précision satisfaisante, à laquelle tendent ses constantes aspirations. Aux observateurs qui, comme nous, se sont trouvés en présence d'épidémies de dysenterie, de fièvre typhoïde, de choléra, pareillement escortées de flux diarrhéiques, nous demandons s'ils ont pu marquer le trait de séparation entre l'affection concomitante et la maladie principale ; en d'autres termes, s'il est possible de toujours dire où finissent les cas de diarrhée, où commencent ceux de l'affection épidémique. Comme nous, ne sont-ils pas restés pénétrés de cette vérité : que les transitions suivies par la nature, dans le passage des uns aux autres, sont, la plupart du temps, insaisissables ? Nous ne pouvons, à ce propos, ne pas penser à l'embarras des naturalistes, quand il s'agit de trouver une démarcation exacte, précise, entre les trois

---

choléra, au nombre de seize. Rien n'a manqué comme symptômes : vomissements et évacuations alvines de matières blanches à odeur fade, caractéristique; amaigrissement rapide ; crampes douloureuses dans les membres; extinction de la voix; suppression des urines; coloration cyanique générale, etc., etc. La gravité seule a fait défaut. Une potion ipécacuanhique, parfois un bain général à la farine de moutarde, et tout rentrait dans l'ordre, avec une promptitude vraiment étonnante. Comme si la rapidité de la guérison dût être en rapport direct avec une expulsion active, puissante, de la matière septique.

règnes de la création, souvent même entre subdivisions
d'un même règne.

Quoi qu'il en soit, la solidarité de ces diarrhées vis-
à-vis de la maladie de l'épidémie n'en devient que plus
manifeste.

Ainsi nous avons pensé des cas, plus rares, de fièvres
intermittentes.

Nous devons les mêmes considérations aux suettes miliaires qui se présentent incidemment en plein des épidémies de dysenterie, de choléra, de fièvre typhoïde. Dans
ces circonstances, nous n'avons jamais accepté la suette
comme maladie à part, ou du moins étrangère aux affections épidémiques dans le cours desquelles nous l'avons
vu se développer. Elle nous est apparue comme une
simple déviation aux allures habituelles du travail d'élaboration de l'humeur peccante. En effet, que par une de
ces bizarreries, un de ces caprices avec lesquels la nature
semble avoir à cœur de nous familiariser, — tant ils lui
sont fréquents et dans nombre de maladies, — il se
trouve certaines organisations qui, tout en subissant une
influence épidémique, s'écartent, dévient du parcours
ordinaire ; certaines organisations qui, exceptionnelle-
ment, fassent leurs efforts d'élimination par la peau,
quand les autres les font par la muqueuse intestinale,
trouverons-nous rien qui nous surprenne dans de pareilles
anomalies ? Eh bien ! c'est à cette variante des épidémies,
à cette déviation de la marche généralement suivie, que
nous croyons pouvoir, en toute assurance, donner le nom
de fièvre miliaire, quoi qu'en dise M. le professeur Grisolle
dans son savant traité de pathologie interne. (Tome I,
page 122.) Et, soit dit en passant, cette fièvre intercur-
rente, par sa cause et par sa nature, participe de la maladie
épidémique régnante, et, avec le même génie, réclame

aussi, de notre part, la même intervention thérapeutique.

Une autre irrégularité se présente, également commune à la dysenterie, à la fièvre typhoïde, au choléra : nous voulons dire de ces cas si bénins en apparence, qu'on serait tenté de mettre en doute l'existence de la matière septique dans certaines organisations, malades pourtant. Il semble de ces maladies sans matière, *sine materiâ*, comme les rougeoles, les scarlatines, et les varioles sans éruption. Ici se sont des dysentériques, comme là des typhoïques et des cholériques sans évacuations. Prenons garde à ce calme perfide ! l'expérience, inflexible dans ses leçons, n'a que trop appris, à beaucoup d'entre nous, ce qu'il masque de tempêtes, d'orages imprévus. Pour notre part, c'est alors que nous avons vu soudainement éclater de ces catastrophes faites pour épouvanter jusqu'au médecin lui-même. Aussi notre règle est-elle, aujourd'hui, de nous hâter, chez de pareils malades, de provoquer le travail élaborateur que la nature semble refuser de mettre en train ; comme si certains organismes manquaient de cette force d'initiative tant nécessaire pour se débarrasser d'un élément de mort inévitable. Abandonnés à eux-mêmes, ils succombent sous l'action directe du principe septique, avant qu'ils aient eu le temps de seulement jeter le cri d'alarme qui, d'ordinaire du moins, nous avertit de saprésence. On dirait de ces incendies profonds, souterrains, qui couvent tant et aussi longtemps qu'ils n'ont consommé leur œuvre de destruction !

Que pourrions-nous dire encore de ces congestions exagérées, que d'autres appelleront phlogoses, survenant du côté des poumons, ou du cerveau, ou des organes abdominaux, et, à elles seules, suffisantes pour devenir l'extrême *ratio mortis* si fréquente dans ces maladies ?

Ces manières d'être si vagabondes de l'organisme malade, dans les dysenteries comme dans les choléras et les fièvres typhoïdes, prouvent, suffisamment à notre point de vue, que l'élément morbide n'est pas localisé, comme on s'est évertué à le dire, dans un organe ou un appareil quelconque; mais bien a pénétré dans l'économie tout entière, ou mieux, dans sa base radicale, le sang.

Quelles maladies, autres que celles du sang, du sang qui, à lui seul, est le *Pabulum* de tous nos organes, qui fournit à nos sécrétions, les tient toutes sous sa dépendance, pour, à son gré, mettre les unes ou les autres à contribution ; quelles maladies autres pourraient tendre, par des voies si variées, à expulser une même matière toxique de l'économie?

TRAITEMENT.

Ægrorum nemo à me aliàs tractatus erit quàm egomet tractari cuperem si mihi ex iisdem morbis agrotare contingeret.—Cette maxime, que nous empruntons encore aux écrits si féconds du grand Sydenham, — sublime précepte d'ailleurs, — qu'enseignent au médecin , dès son point de départ, et la religion et la morale, nous conduit, nous domine dans la thérapeuthique de toutes les maladies. Nous n'avons rien demandé jamais au hasard et ne lui avons rien donné ; quelque tenté qu'on puisse être de le faire parfois, en présence de maladies tant obscures que l'on ne trouve pas toujours, en les abordant, où jeter son ancre avec quelque assurance. Nous sommes parti d'appréciations rigoureuses, consciencieuses surtout, sur la nature et les causes des affections que nous avons observées, de la dysenterie en particulier, pour nous élever à l'ensemble thérapeutique le plus rationnel et peut-être le plus puissant dans ses résultats. C'est, après tout, le but constant de notre labeur médical et celle de nos aspirations la plus légitime.

A notre première venue sur le théâtre des grandes épidémies, le sentiment spontané du devoir nous fit interroger l'expérience du passé sur les ressources les plus efficaces que la science mette à notre disposition contre ces expressions gigantesques et formidables de la pathologie humaine. Faut-il dire que le nombre et surtout la diversité des éléments dont se compose son immense arsenal thérapeutique ne nous a témoigné que trop de la pauvreté de ses moyens? Nous devions rester frappé surtout de cette sempiternelle tendance de l'esprit humain à prêter quelque raison d'être occulte, parfois même métaphysique, aux apparitions de ces maladies. A toutes les époques, il a semblé de ces entités si surnaturelles, que les ressources ordinaires ont été jugées impuissantes à prévaloir contre elles. Aussi, dans tous les temps a-t-on vu se mettre à la recherche de quelque moyen merveilleux, qui, comme l'onde de Tantale, a fui toujours d'autant qu'on a cru l'approcher de plus près.

Car, que nous reste-t-il aujourd'hui de tous ces antidysentériques, ces antityphoïques, ces anticholériques tant vantés par quelques théories plus ou moins subtiles, mais qui, passés au creuset de l'expérience, se sont évanouis, les uns plus vite que les autres ; comme ces météores lumineux dont l'éclat est si instantané, si fugitif, que leur image a manqué de temps pour se faire dans notre souvenir. Il en est pour lesquels il n'a même pas fallu l'épreuve du temps pour les juger. L'oubli les a frappés irrévocablement, du moment qu'ils s'étaient montrés.

Nous devions laisser l'herbe pousser sur de pareils sentiers et nous ouvrir une voie nouvelle vers un aboutissant moins vague, moins évasif. Sans aller, comme tant d'autres, nous perdre dans les inconnues, nous avons ramené la question dans le domaine de la stricte observation. Il nous a suffi de bien définir, de bien préciser la cause et la nature de ces maladies, pour que leur traitement en découlât comme de source. Trépied fécond appelé, selon nous, à servir de support aux conquêtes d'une thérapeutique mieux dirigée, et à ramener, sinon à l'unité, du moins vers une homogénéité rationnelle, tant de moyens puisés dans les éléments les plus disparates, pour ne pas dire souvent les plus contradictoires.

L'enchaînement naturel des faits semble parfois pousser irrésistiblement le pathologiste vers le but auquel il aspire. La cause d'une maladie donne l'éveil sur sa nature ; et nature et cause se donnent la main en quelque sorte pour le conduire à la méthode thérapeutique appropriée. Ainsi, du moment que nous nous sentions fermement étayé sur cette double proposition : que le principe étiologique de la dysenterie, et de toute une famille de maladies, est un agent septique, et que leur nature consiste essentiellement en un empoisonnement du sang, notre pensée devait, d'elle-même, se reporter droit à ce qui se passe, en général, quand l'organisme est sous le coup des substances toxiques bien connues et bien définies.

Eh bien ! les toxicologistes s'accordent à reconnaître qu'un poison quelconque, du moment que l'absorption l'a fait entrer dans le torrent circulatoire, est inaccessible à tous les antidotes ; et que ceux-ci sont alors pour le moins inutiles. Et si nous leur demandons quelles ressources ils ont contre une intoxication, par les substances septiques par exemple, ils nous répondent qu'ils n'ont plus mieux à faire que de recourir au traitement des fièvres adynamiques. (Dictionnaire 30. Tome XI, page 420). En vérité faut-il que les analogies, les ressemblances soient bien frappantes !

En effet, quand il s'agit des effets toxiques par les effluves et par les miasmes, nous ne sommes avertis de leur imminence, qu'après que le sang est tout contaminé déjà ; lorsque déjà les antidotes, les neutralisants n'ont plus d'action efficace possible. Il y a plus ; qui de nous, sur le théâtre des grandes épidémies, à la vue de ces populations dont la garde nous est confiée, et qu'enveloppe une atmosphère menaçante, que suit un danger constant et parfois terriblement prochain , qui de nous, à cette vue, ne s'est senti le cœur tristement serré d'avoir à reconnaître l'impuissance par trop avérée de la science à paralyser ou à détruire l'agent toxique même alors qu'il est endehors de l'organisme? Car que de moyens aussi préconisés, sans jamais avoir abouti!

Vraiment l'on aurait peine à comprendre, — si l'on ne savait le culte, souvent irréfléchi, de l'humanité pour le merveilleux, — qu'en regard d'une pareille impuissance, tant d'esprits aient été confiants ou prétentieux au point de vouloir aller tuer l'élément infectieux jusque dans le sang lui-même.

Aussi haut n'ont pas tendu nos efforts. Mais, pour être moins exigeantes, nos prétentions, à nous, n'en sont restées que plus philosophiques. Car la philosophie tend à gouverner plus que jamais la médecine de nos jours, et, pour peu que celle-ci tende à s'élever dans les régions de l'idéal, à l'en faire redescendre sur le terrain plus fécond, plus positif des phénomènes observables sinon déjà strictement observés.

Nous avons cru plus rationnel de partir du principe de la non possibilité de neutraliser la matière toxique dans le sang, pour demander à la nature et ses tendances éliminatrices et ses moyens d'expulsion. Attentivement nous l'avons suivie, observée dans toutes ses opérations, afin que, les causes de ses défaillances si fréquentes et quelquefois si terribles une fois bien saisies, bien appréciées, nous pussions lui donner, de toutes nos forces, l'assistance d'un concours bien entendu : *Medicus adjutor naturæ.*

La loi pathologique, celle peut être le plus sacramentellement sanctionnée par l'expérience, est cette loi qui constate les efforts spontanés de l'organisme pour se débarrasser de tout ce qui tend à mettre entrave à l'harmonie de ses fonctions. C'était déjà *la nature médicatrice des anciens*, à tant de placés assez puissante, assez efficace pour servir d'elle-même au rétablissement de cette harmonie plus ou moins dérangée.

Bien distincte et bien précise nous apparaît cette loi qui régit l'organisme dans la maladie, quand il s'agit des fièvres éruptives, le travail d'émonction, — qu'on nous permette le mot, — se faisant vers la peau. Mais, nous le demandons, n'est-elle pas tout aussi caractéristique, dans les affections dont nous parlons ici, par la constance des efforts d'épuration du côté du tube gastro-intestinal et de ses dépendances? Et si l'enseignement des siècles a dit que notre meilleur mode d'intervention thérapeutique dans la rougeole, la scarlatine, la variole, etc., consiste à favoriser la poussée vers la peau, l'analogie semble nous dire bien haut que, dans ce qu'on appelle les fièvres pestilentielles, nous avons à aider la fluxion vers la muqueuse de l'estomac et de l'intestin.

Cette donnée si rationnelle de l'analogie trouva bientôt une confirmation satisfaisante dans le champ de notre pratique médicale. Aujourd'hui, fort de la puissance incontestable des faits accomplis, nous nous faisons un devoir de formuler la première des indications du traitement de la dysenterie et des maladies congénères :

Aider la nature dans ses tendances éliminatrices, et, au besoin, les provoquer.

Nous n'avons pas à rappeler ici que le canal digestif et
ses annexes, la peau, les organes urinaires et sans doute
les poumons sont autant de voies destinées à éconduire la
matière morbide de l'économie : flux gastro-intestinal,
éphidrose, diurèse, et exhalations pulmonaires. Soit
encore que l'on ne néglige aucune de ces sources d'élimination! Mais toujours reste-t-il, comme ayant droit
à dominer toute la thérapeuthique, ce fait acquis par
l'observation : que, dans les affections dysentérique,
cholérique et typhoïque, l'énormon, l'archée, le principe
vital donnant une préférence marquée à l'élimination
intestinale, c'est à seconder la nature médicatrice de ce
côté que doivent tendre nos efforts. *Ars imitatio naturæ.*

Pour obtenir ce résultat, besoin n'a pas été de nous
écarter des régions connues, fréquentées pour ainsi dire.
Il nous a suffi de rajeunir cette vérité déjà vieille : *Multa
renascentur quæ jam cecidere*, etc., sinon en tirant l'ipécacuanha d'un oubli non mérité, du moins en le mettant
partout et toujours en tête de la médication anti-dysen-
térique, et, qu'on nous permette d'ajouter d'une manière
générale, anti-infectieuse.

Pison, qui l'introduisit dans la thérapeutique, en le
produisant sous la séduisante dénomination d'*anchoram
sacram* de la dysenterie; d'autres, en lui donnant celle
non moins flatteuse de racine antidysentérique, n'avaient,
semble-t-il, fait qu'entrevoir une vérité qu'eux-mêmes ils
avaient ensuite compromise, en préjugeant trop des propriétés de ce médicament. C'est pour avoir trop demandé
de l'ipécacuanha, qu'on a passé du prestige à la désillu-
sion, de l'engouement à l'abandon. Vantée comme remède
souverain par les uns, traitée de médicament infidèle par
les autres, la racine du Brésil a subi les alternatives de
haut et de bas, les vicissitudes auxquelles sont condamnés

tous les agents dont l'action est imparfaitement définie. Une appréciation plus rigoureuse, nous osons dire plus exacte, devait nous conduire à quelque moyen terme entre ces deux extrêmes.

Avant toutes choses, il nous importait de demander un moyen d'éconduire l'humeur peccante de l'économie, et l'ipécacuanha répondait à notre appel. L'ipécacuanha, le premier avant tous les évacuants ; non que nous lui supposions une spécificité proprement dite, mais parce que tout puissant à purger la masse du sang du principe septique, il a, de plus, l'immense avantage d'exercer une action heureusement modificatrice sur la muqueuse gastro-intestinale.

Dans la dysenterie, comme dans le choléra, la fièvre typhoïde, la peste, etc., ces maladies à évolutions critiques du côté du tube digestif, il se trouve que cet appareil n'échappe nullement au *collapsus* vital qui, du reste, déprime l'organisme tout entier. Les désordres anatomiques qui s'y rencontrent, et sur lesquels on a fait tant de bruit, ne sont pas la maladie. Effets toujours secondaires, ils sont en rapport constant avec le plus ou moins de violence du flux de la liqueur septique, âcre, que la masse du sang expulse, par cette voie, de l'économie infectée. Ainsi voyons-nous, à bien des places, des parties rougir, se tuméfier, s'ulcérer même, rien que par le fait du passage de liquides secrétés à distance et arrivant à elles de plus ou moins loin. Mais en outre de ces lésions anatomiques, nous voyons encore toute la muqueuse digestive déjà primitivement asthénisée par l'action septique générale, l'être encore secondairement par l'exagération fontionnelle qu'y déterminent ces tendances critiques d'une nature menacée. Eh bien ! c'est à cet état de faiblesse, de relâchement que l'irritation ipéeacuanhique se substitue avantageusement, en maintenant ou en ranimant, sur toute l'étendue des organes digestifs, la vitalité toujours trop disposée à les abandonner.

Afin d'étendre le bénéfice de cette salutaire influence à la muqueuse intestinale dans tout son parcours, afin aussi de nous ménager des effets purgatifs, nous associons à l'ipécacuanha le sirop de rhubarbe et souvent un sel neutre. Nous formulons :

Ipécacuanha concassé. . . . . . de 2 à 8 grammes
En décoction dans eau. . . . . . 250 id.
Ajouter citrate de magnésie. . . 20 id.
Sirop de rhubarbe. . . . . 40 id.

à prendre en six fois, de quart d'heure en quart d'heure, ou à des intervalles plus distancés, si les vomissements semblent trop se multiplier. Nous recourons à la même potion deux, trois et quatre fois, dans les premiers jours de la maladie, selon que la matière des garde-robes persiste à conserver le type dysentérique (1).

Passée la période d'augment, tant et aussi longtemps que persiste l'indication des évacuans, nous ne nous adressons plus qu'aux purgatifs légers, une ou deux verrées de limonade de Rogé, d'eau de Sedlitz, 30 ou 40 grammes de sirop de rhubarbe, etc., donnés le matin, tous les deux, trois ou quatre jours, selon le plus ou moins d'assistance que nous sentons devoir à la nature, pour l'aider à parfaire

––––––––––––

(1) Quelle que soit l'innocuité bien reconnue de l'ipécacuanha, des contrindications se présentent néanmoins à son emploi, comme à celui des vomitifs en général ; ainsi certaines tendances hémorrhagiques, les maladies graves du cœur, et la plupart des affections organiques internes parvenues à une période avancée.

le travail d'élimination dont dépend la guérison de la maladie.

Si la première indication est, pour nous, celle de seconder les tendances éliminatrices de la nature, dans bien des cas, tout de suite et avec tout autant d'importance, se présente celle de conserver, à l'organisme malade, ses harmonies organiques, en prévenant l'épuisement souvent trop facile et trop prompt du système nerveux *trisplanchnique* chargé de les présider.

Nous croyons, en effet, que la dysenterie appartient à cette classe de maladies dans lesquelles le principe de la vie est directement menacé. Ce ne sont plus ici, comme pour les phlegmasies, de simples rapports de sympathie qui font qu'une partie de nous-mêmes étant malade, le contre-coup se fait sentir à l'organisme tout entier. Mais c'est le foyer de toutes les irradiations nerveuses qui se trouve compromis ; c'est l'être lui-même prêt à être sapé dans sa base fondamentale, anéanti dans son élément primordial. Aussi, qu'on n'aille pas croire qu'il suffise de se garer, comme à l'endroit d'une phlegmasie, qui ne se montre presque jamais sans un éclat quelconque ; car il s'agit ici, comme le dit Tissot, de chiens qui presque toujours mordent sans aboyer. Dans cette classe de maladies que nous caractériserons tout à l'heure, les forces radicales périclitent, même sous les apparences les plus sereines et les plus rassurantes.... Nous devons donc chercher à maintenir, à relever, s'il le faut, les forces radicales. Prenons garde que tout l'influx nerveux ganglionnaire se concentre exclusivement ou s'épuise autour du mouvement intestinal, pour, après, faire défaut aux poumons ou au centre circulatoire. Donnons à l'organisme les moyens de suffire au premier qui est le mouvement critique, mais à la condition de le mettre à même

de s'acquitter, avec l'énergie convenable, des autres
fonctions qui sont, elles, essentiellement vitales, et,
partant, la source d'un danger plus imminent, plus
prochain.

Or, nous avons, à notre disposition, des moyens qui
vont droit à ce but. Ce sont les toniques névrosthéniques,
dont l'effet immédiat est de rendre au système nerveux
ganglionnaire l'énergie fonctionnelle qu'il a perdue, ou
de lui conserver, de lui confirmer celle qu'il est menacé
de perdre.

En tête, et de beaucoup au-dessus de tous les névrosthéniques, nous mettons le quinquina, le quinquina que
nous donnons sous toutes ses formes, décoction aqueuse,
sirop, vin, extrait et sel de quinine; mettant à contribution toutes les voies d'absorption, estomac, rectum et
système cutané (voie endermique).

Mais si pressant est parfois le besoin de courir en
quelque sorte au secours du système nerveux affreusement
détraqué, pour rétablir ses synergies, dissociées du premier abord, que les névrosthéniques eux-mêmes seraient
trop lents dans leur intervention réparatrice. Alors, en
toute hâte, nous recourons aux stimulants diffusibles,
agents qui, instantanément mais d'une manière très
fugace, exaltent la résistance vitale, et préviennent une
terminaison fatale, rien qu'en ménageant aux toniques
névrosthéniques le temps de compléter leur œuvre. Nous
parlons des éthers, cafés, vins généreux, etc.

Une troisième indication, tout aussi capitale, bien qu'un
peu moins prochainement indispensable pour la conser-
vation de la vie, vient, d'une manière instante, se placer
à côté de ces deux indications premières, dans la thérapeutique de la dysenterie. Il s'agit de la diététique qui,
invoquée à temps, c'est-à-dire de bonne heure, est

appelée à disputer à la mort les dernières proies que souvent elle nous arrache, en dépit d'efforts déjà presque couronnés d'un légitime succès.

Car des victimes dont se repaît le vampire dysentérique, comme de celles que moissonne la faulx des grandes épidémies en général, elles succombent : les unes par l'insuffisance de l'expulsion de la matière septiqu ; d'autres, parce que le système nerveux, incomplètement soutenu dans sa résistance vitale, n'a pu maintenir l'harmonie organique nécessaire pour réagir efficacement contre l'intoxication morbide ; et, les dernières, qui avaient heureusement surmonté ces deux immenses périls, parce que, en regard d'organisations s'épuisant si rapidement, l'on n'a pas assez tôt soutenu, réconforté l'organisme, pour qu'il pût reprendre encore ses fonctions assimilatrices.

Une expérience malheureuse, — celle dont on aime toujours à se passer pour son compte personnel, et dont on ne se console qu'à la condition de l'avoir fait tourner au profit de l'avenir, — une expérience malheureuse, disonsnous, a mis, chez nous, cette conviction profonde : qu'il est d'un danger extrême de retarder l'alimentation dans ces maladies. Ce fait d'observation, qui nous avait frappé, depuis déjà quelque quinze ans, à propos de la fièvre typhoïde, nous le retrouvâmes plus tard dans l'affection cholérique, et, dans ces derniers temps, sous des allures plus caractéristiques encore, dans les épidémies de dysenterie. Oui... nous avons vu des dysentériques, des cholériques et des typhoïques mourir, chez lesquels l'élément de la maladie paraissant suffisamment éliminé, il devenait tout naturel de chercher, en dehors d'elle, la raison d'une émaciation et d'un épuisement si persistants que, bien qu'on fît, ils ne s'arrêtaient qu'au terme fatal.

L'enseignement que nous avons retiré de ces faits, c'est que certaines organisations s'appauvrissent avec une facilité désespérante, et tombent rapidement si bas, que les meilleurs moyens sont impuissants à les relever. L'influx vital abandonne, et parfois de bonne heure, jusqu'aux organes chargés de réparer les pertes de l'économie ; et vient le moment où ces organes, désormais insensibles à leur stimulus naturel, laissent passer avec indifférence des matières alibiles, qui, plus tôt données, eussent été merveilleusement vivifiantes.

De là pour nous l'habitude, de mieux en mieux fondée dans notre pratique, de nous occuper de bonne heure de la question alimentaire chez ceux de nos malades qui sont pris de fièvres infectieuses, et, passée à peine la période des premiers évacuants, de donner quelque reconstituant de facile digestion, laissant peu de résidu, depuis la boisson légèrement nourrissante de bouillon de poulet, l'eau d'orge coupée de lait ou de vin, jusqu'aux gelées animales plus ou moins concentrées.

Cette manière de faire nous a paru répondre efficacement à un besoin trop réel de l'organisme qui, dans bien des cas, eût été épuisé, avant la fin de la lutte, s'il avait été réduit à ses propres ressources. Ainsi nous avons évité ces morts *per inediam* qui font si souvent la désolation du médecin et des familles, d'autant qu'elles viennent briser des espérances qui déjà tendaient à se relever. Ainsi nous avons conjuré bien de ces affections funestes qui, dans un temps beaucoup plus long, finissent par enlever quelques malheureux qui se félicitaient, hélas, à quoi bon ! d'avoir échappé au fléau primitif.

Seconder les efforts d'élimination de la nature, — prévenir l'épuisement si facile du système nerveux, — et conserver à l'économie une certaine somme de richesse matérielle, telle est la grande trilogie réglementaire dans laquelle se résume, nous ne dirons pas la base, mais mieux vaut l'édifice entier de notre thérapeutique. Il est à peine besoin de dire que nous le renforçons de l'immense bienfait des ressources de l'hygiène. A elle seule l'aération, l'aération bien ménagée, et néanmoins rendue complète au possible, devient d'un bénéfice vraiment incalculable pour les malades. Nous en avons vu de ceux qui étaient tombés fortuitement dans des hangards ouverts à tous les vents, guérir avec une facilité qui tenait du prodige. Il est si facile de comprendre que, dans certaines conditions, les malades trouvent, dans leur propre atmosphère, tous les éléments d'une intoxication renouvelée et souvent progressive.

Un nouvel ordre d'indications viennent se recommander à l'attention du praticien, avec intérêt, nonobstant leur ordre secondaire, puisqu'elles ne sont plus que d'une application particulière. Nous avons réservé les émissions sanguines, même modérément faites, aux cas exceptionnels où la maladie était venue se greffer sur quelque organisation pléthorique ; — c'était un fleuve trop gros qu'il s'agissait, avant tout, de faire rentrer dans son lit naturel ; — aux cas encore où l'*impetum faciens*, mis en jeu par le travail élaborateur de la matière morbide, déterminait vers tel ou tel organe important un *raptus* si violent qu'il tendait à entraver ses fonctions physiologiques. Et quand nous avions ramené l'organisme aux conditions ordinaires de maladie, nous rentrions aussitôt dans notre méthode thérapeutique générale. — Comme moyen propre à conjurer les stases sanguines, toujours trop disposées à se faire dans l'encéphale, dans les organes thorachiques, ou encore dans les viscères abdominaux, et parfois du même temps en ces divers lieux, nous avons eu recours de bonne heure à l'irritation artificielle des membres, surtout des inférieurs, par les sinapismes, les vésicatoires, l'huile de croton, etc. De cette manière, nous secondions notre médication générale qui, d'elle-même, tend déjà si puissamment à prévenir des congestions toujours essentiellement adynamiques. — Quand il nous est arrivé de nous trouver en présence d'une cyanose et d'une algidité qui rappelaient celles observées dans la maladie cholérique, nous avons souvent retiré de précieux avantages de l'excitation communiquée par les grands bains de farine de moutarde. Un à deux kilog. par bain. — Une hypersécrétion par trop exagérée en venait-elle quelquefois à jeter le tube intestinal dans un relâchement désordonné, au point que le flux devînt, dans certains cas, presque continu, — 200 à 300 garde-robes en 24 heures? — s'il arrivait que notre potion ipécacuanhique ne fût pas suffisante à modérer une pareille exagération, nous demandions alors l'assistance des opiacés, laudanum, extrait thébaïque, ou sirop de morphine, n'oubliant jamais que notre but était moins un arrêt qu'un simple tempérament. — Comme la physiologie d'accord avec la pathologie nous avaient rendu constants certains faits : que l'intestin est la voie ordinaire d'élimination dans la dysenterie et dans les autres fièvres infectieuses ; que les matières qui sont appelées à y séjourner peuvent et doivent même, à certaines époques surtout, être encore chargées du principe septique ; qu'une résorption tend à s'opérer toujours sur les matières excrémentielles qui se déchargent sur tout le parcours intestinal ; les désinfectants semblaient souvent s'imposer d'office, et nous avons demandé ce rôle modificateur au charbon végétal souvent et quelquefois au chlorure de soude. — Le diascordium et le sous-nitrate de bismuth nous ont parfois bien servi, vers le déclin de la maladie, alors que, l'élément toxique épuisé, nous restaient de ces diarrhées bien faites pour achever la ruine d'organisations déjà trop maltraitées d'ailleurs. Aussi la liqueur blanche de Sydenham ; aussi les lavements au nitrate d'argent.

Les opiacés, les astringents, et tous moyens destinés à faire avorter une fièvre infectieuse quelconque, ont toujours été rejetés par nous, leur emploi ne concordant pas avec nos idées sur la cause et la nature de ces maladies. Que penserait-on du médecin qui chercherait à empêcher l'éruption chez un varioleux ou chez un rubéolique ? Le grand Sydenham avait vaguement été frappé de cette vérité à l'égard de la dysenterie, quand il dit : « S'opposer à l'évacuation naturelle dès le commencement de la maladie, c'est enfermer l'ennemi au dedans et tuer inmanquablement le malade. »

En frappant d'un ostracisme absolu ces derniers moyens, moyens qui, trop souvent encore, *nunc sunt in honore,* pour montrer au contraire un culte, exclusif aujourd'hui, pour d'autres moins en faveur, nous ne faisons qu'obéir aux impressions profondes que nous a laissées un examen persévérant, opiniâtre même, de la nature dans les maladies. C'est d'elle que relève l'évolution des faits, mais leur interprétation relève directement du médecin. En pareille circonstance, nous nous sommes fait un devoir de nous conformer aux préceptes philosophiques de M. Chomel. — Pathologie générale : — « L'observation et l'expérience ne peuvent guider le médecin dans le traitement des maladies qu'à l'aide du raisonnement. C'est par le raisonnement qu'il reconnaît l'analogie qui existe entre telle et telle affection, et qu'il est conduit à appliquer, aux cas qu'il observe, les moyens qui ont eu une influence salutaire dans des circonstances semblables. Le raisonne-

ment ne saurait donc être proscrit de la médecine, comme
le recommande un empirisme aveugle ; mais le seul qui
doive être employé, selon la remarque judicieuse de
Sydenham, est le raisonnement simple et naturel, celui
que fournit le bon sens, que tout esprit droit comprend et
accepte, parce qu'il est la conséquence immédiate et incontestable des faits observés. Toutes les fois qu'on voudra
agir en médecine d'après une longue série d'arguments
enchaînés d'une manière plus ou moins ingénieuse, on
tombera presque inévitablement dans des erreurs aussi
nuisibles au médecin qui s'y livre que dangereuses pour
les malades. »

Disons, en finissant ce qui a trait à la thérapeutique de
la dysenterie et, soit dit d'avance, d'autres affections auxquelles nous allons donner le nom de septicémies, que
nulles maladies ne s'adressent avec plus d'instance, avec
un besoin plus pressant, à la sollicitude, au tact et à la
sagacité du médecin. Il est souvent difficile de bien distinguer d'où part le cri de détresse de l'organisme. Vous
voyez celui-ci dans une agitation extrême, en face de
dangers divers, mais qu'il importe de préciser, afin de
répondre efficacement à son appel. Nous avons vu cet
état ou mieux ce semblant de surexcitation, que l'école
physiologique prend, à tort, pour de la réaction, s'amender
tout-à-coup sous l'influence ou d'un vomi-purgatif, ou de
quinquinas sous toutes formes, ou encore de quelque peu
de bouillon et de vin, — selon que le travail d'élimination
languissait, — ou que le système nerveux se détraquait,
— ou que la substance réparatrice ne venait pas assez tôt,
sinon combler, du moins adoucir des déperditions excessives. Le moment de la maladie, l'examen des matières
excrémentitielles, l'état général, etc., deviennent tout
autant de points de repère il est vrai. Mais il importe,

avant tout, de bien apprécier le degré d'intensité de l'action morbide d'un côté; de l'autre, les éléments fondamentaux, constitutionnels de résistance organique et vitale de chaque malade; afin de doser en quelque sorte notre intervention thérapeutique, afin de la proportionner au besoin de chacun.

Car, chaque organisme subit l'influence d'une constitution épidémique à sa manière, c'est dire dans des proportions variables; l'observation de tous les jours nous le montre dans toutes les maladies. Que de degrés dans toutes les fièvres éruptives, notamment entre une variole confluente et une discrète! dans les fièvres intermittentes, entre les simples et les pernicieuses! dans la fièvre typhoïde, entre ces formes profondément adynamiques et ataxiques, et ces formes muqueuses si légères, si faiblement accentuées que le milieu seul dans lequel elles se développent peut donner quelque certitude sur leur nature! Eh bien! nous retrouvons les mêmes différences dans les affections cholérique et dysentérique.

D'un autre côté, que de nuances, que d'intermédiaires depuis le malade à qui ses forces radicales permettront d'éliminer, de *proprio motu*, le principe délétère qui infecte son organisation, jusqu'à celui qui défaillirait à la première invasion du mal, s'il ne trouvait de suite quelque appui, quelque assistance étrangère!

Appréciation délicate.... à laquelle le médecin ne s'élève pas toujours sans difficulté, mais qui lui laisse, en retour, la calme satisfaction de s'être heureusement montré le

Naturæ minister et interpres.

CONSIDÉRATIONS GÉNÉRALES

SUR TOUTE UNE CLASSE DE MALADIES

LES SEPTICÉMIES

OU

MALADIES PAR EMPOISONNEMENT DU SANG.

« On aurait beaucoup fait, je crois, pour la science,
si , dans toutes ses branches, on démontrait ce principe
qui repose déjà sur un si grand nombre de faits ; savoir:
que la nature, avare de moyens, est prodigue de résultats;
— qu'un petit nombre de causes préside partout à une
multitude de faits ; — et que la plupart de ceux sur lesquels on est incertain tiennent aux mêmes principes que
plusieurs autres qui nous paraissent évidents. »

BICHAT.

SEPTICÉMIES.

I

Pour compléter nos considérations sur la dysenterie, pour aussi justifier certains rapprochements avec intention jetés çà et là dans nos études à propos de cette maladie, nous nous devons de porter un coup d'œil dans un vaste département du champ de la haute pathologie, afin d'y marquer, à quelques affections, leurs places légitimes. N'est-il pas regrettable de trouver, disséminées dans des classes différentes, des maladies qui se présentent à nous, en groupes naturels, avec même origine, même nature et mêmes indications thérapeutiques ? Que faut-il de plus pour former l'ensemble d'états pathologiques le mieux défini, pour ne pas dire le plus philosophiquement constitué dans la science médicale? Car, n'avait été l'ordre fatal de succession des épidémies soumises à notre observation, qui nous a porté tout particulièrement à rayer la dysenterie du cadre des phlegmasies, nous aurions, avec autant de raison, pu retirer le choléra de parmi les *sécrétions séreuses*, ou d'avec les *inflammations*; et dégager la fièvre typhoïde elle-même des incertitudes et des hésitations dont l'enseignement la montre enveloppée encore; pour la caractériser sous son véritable jour, quelles que soient les allures larvées, protéiformes sous lesquelles elle tend à dérouter nos investigations.

II

Une erreur, que nous sachions, en médecine, — erreur déplorable dans ses résultats, — a souvent été de faire la part trop large à l'élément symptômatologique dans les maladies. C'est pour avoir trop sacrifié le fond à la forme que les pathologistes les plus éminents, se sont, de tous temps, en quelque sorte tiraillé nombre de maladies, pour les classer, — chacun à son entente, — mais souvent aux points extrêmes du tableau général. La question des fièvres, par exemple, prise à ce point de vue, engendra des luttes passionnées, interminables entre Pinel et Broussais, triste héritage des maîtres qui fait brûler, encore aujourd'hui, le brandon de la discorde parmi les disciples.

L'auteur de la *Nosographie philosophique*, frappé de

l'insuffisance des lésions organiques pour expliquer la gravité des symptômes des fièvres malignes, les relégua dans un rang secondaire et proclama l'essentialité des fièvres. Par contre, Broussais rejeta comme irrationnelle la doctrine de l'essentialité, et, s'exagérant, à son tour, l'importance des lésions anatomiques que laissent après elles ces maladies, appuya sur ces lésions son fameux système de localisation des fièvres. Deux camps dans lesquels s'agitent encore, qui plus, qui moins, les continuateurs de l'une ou l'autre doctrine. Vainement longtemps encore l'on se disputerait la prééminence dans une pareille arène. Car, plus on remue la question, plus il est aisé de se convaincre que la vérité s'éloigne de l'une et l'autre de ces doctrines extrêmes.

Pinel eut le tort de se poser à un point de vue trop abstrait, et l'auteur de l'examen des doctrines celui d'outrer l'importance de lésions anatomiques qui sont loin d'avoir la signification qu'il leur a donnée. Que le premier appelle une fièvre, une pyrexie, un être de raison, il nous paraît bien difficile qu'on se contente de pareille abstraction. Trop spiritualiste nous sommes pour croire que l'archée, l'âme, le principe vital puisse être malade par lui-même; et qu'une maladie quelconque ait d'existence possible en dehors de la matière. Mais, que Broussais et ses disciples s'obstinent à revendiquer, pour les fièvres, un élément phlegmasique, c'est, à nos yeux, une erreur qui marche à l'encontre de la saine observation, et peut entraîner le médecin dans une pratique tristement erronée et dangereuse dans son application.

III

Ce serait le cas d'élever un nouvel édifice sur les ruines de deux systèmes qui, alternativement, ont tenu le sceptre par le monde. Nous bornons notre tâche à nous efforcer d'apporter notre quote-part de matériaux pour un si grand œuvre. Ce n'est pas peu de chose que de ramasser, partout où de tous les temps ils sont restés comme dépaysés, bien des états morbides entre lesquels la nature a créé pourtant une consanguinité frappante, pour en faire une grande classe de maladies, avec son domaine à part, sa pathognomonie propre, et surtout sa thérapeutique spéciale, désormais établie sur des principes nets, précis appuyés sur l'observation et sanctionnés par l'expérience.

Tout en rendant justice aux hommes éminents, aux travailleurs infatigables (1), qui tour à tour, ou les uns avec les autres, se sont bravement précipités dans l'arêne,

---

(1) Un de ces savants courageux qui, après tout, aura bien marqué sa place dans la science de notre époque, M. le professeur Bouillaud, semble avoir, mieux que personne, saisi la nature des fièvres. Il est à regretter que trop d'engouement peut-être ou trop d'admiration pour la grande ombre ou pour les idées de Broussais, l'aient retenu dans la croyance du maître à propos du caractère phlegmasique qu'il persiste à leur prêter. C'est, avec le vif sentiment de respect et de gratitude du disciple, que nous parlons ici d'un maître vénéré. Nous sommes heureux de constater qu'il lui reste assez d'autres titres à la gloire.

tout en honorant tant de brillants travaux qui, au demeurant, sont restés pour nous si riches d'enseignement, tout en reconnaissant ce que de tels chocs ont produit de vive lumière pour notre époque surtout et pour les siècles à venir, nous croyons néanmoins que le temps est venu de faire table rase du corps de leurs doctrines, afin de nous épargner de nouvelles confusions pour ne pas dire de nouvelles discordes.

Oui.... mettre tout d'un coup les fièvres de côté, les fièvres avec leurs adjectifs qualificatifs si nombreux qu'ils soient : *Infectieuses, malignes, pestilentielles,* etc., ce serait peut-être le seul moyen d'arracher, toute vive du champ, la plante de zizannie qu'il est toujours si difficile d'y étouffer à fond. Cette dénomination vague, mal définie, insignifiante, trompeuse même, appliquée à des maladies de telle importance, tend à jeter dans les esprits des idées fausses pour la science et préjudiciables pour l'espèce. Qu'est-ce donc que des fièvres sans fièvre (2)? Et pourtant rien de plus commun dans les épidémies de ces maladies. Le mot pyrexies ne vaut pas mieux en ce qu'il semble donner l'idée d'incendies à éteindre là, où l'on ne doit voir que des organismes infectés à purifier, des organismes *prostrés* à relever.

---

(2) Il vaudrait mieux, nous semble-t-il, qu'on ne parlât plus de fièvres comme maladies. La fièvre, d'une manière exclusive, deviendrait ou du moins resterait un symptôme des maladies quelles qu'elles soient, symptôme propre aux états les plus opposés de l'organisme, à ses surexcitations comme à ses détresses, aux phlegmasies comme aux septicémies, etc. Ce serait le moyen d'éviter une grande confusion, comme langage dans le monde, et, comme enseignement, à ceux qui s'initient aux études de la médecine.

IV

Si, d'une part, nos recherches étiologiques nous ont fait
conclure, avec quelque raison, à l'existence, au dehors,
d'un agent septique comme cause de la dysenterie; — **si**
tout nous porte à définir l'action de cet agent sur l'organisme : un empoisonnement du sang; — si les études
analytiques sur ce liquide semblent donner une confirmation entière à ce point important de la pathologie; — si,
d'autre part, l'observation de tous les jours, — et nous
allons le dire tout à l'heure, — révèle au praticien bon
nombre d'états pathologiques offrant, entre eux, et avec
la dysenterie, une analogie si frappante qu'on croirait parfois à de l'identité, identité d'origine, identité de manière
d'impressionner l'organisme, identité de mode d'altération
du sang; — pouvons-nous ne pas accepter ces mêmes
états pathologiques comme tous sujets d'une même famille?
et ne pas invoquer leur caractère fondamental, essentiel,
— l'intoxication du sang, — pour donner un nom à cette
famille dans le monde si varié des maladies ?

La science, qui gagne toujours à la clarté des idées et à
la netteté du langage qui les exprime, aurait tout avantage
à voir, se mettre aux lieu et place des fièvres ou des
pyrexies, les maladies par empoisonnement du sang, les
septicémies (3) qui, par leur tendance à singulièrement

---

(3) Il est de ces cas où le néologisme semble vraiment s'imposer
d'office, même aux personnes les moins bien disposées en sa faveur.

élargir leur domaine, réclament déjà bien haut la place de
toutes la plus importante dans nos cadres nosologiques.

Septicémies..... quelle éloquente, quelle séduisante
simplicité d'expression ! Et dites demain à cette jeune
intelligence que vous introduisez, pour la première fois,
dans une salle de malades : que le choléra est une septicémie ; que la fièvre typhoïde est une septicémie ; que la
dysenterie, la fièvre jaune, la peste, la variole, etc., sont
des septicémies ; de quel flambeau puissant vous l'aurez
éclairée ! Un mot lui a dit toute la maladie..... sans
que sa raison doive aller se perdre tout d'abord dans un
dédale de suppositions, plus vagues les unes que les
autres, comme celles que suggèrent les dénominations de
fièvres ou de pyrexies.

Nous sommes un des premiers à reconnaître que, dans la science des
maladies, plus peut-être que dans toute autre science encore, les
mots doivent céder la place aux choses. Mais quand il s'agit d'une
dénomination aussi vague, aussi creuse que celle de *fièvres*, aussi
trompeuse que celle de *pyrexies*, appliquée au groupe de beaucoup
le plus important, le plus intéressant aussi de toute la pathologie
humaine, c'est le cas, ou jamais, de faire bon accueil au mot nouveau, quand ce mot surtout devient une définition, heureuse au
possible, des états morbides qu'il traduit, quand ce mot comporte, à
lui seul, et la nature et le siége de la maladie, comme il arrive des
septicémies. Appelez la septicémie, — dysentérique, — cholérique,
— typhoïque, — variolique, — tubéolique, — etc., et vous aurez
précisé la manifestation pathologique spéciale à chacune des maladies
de cette grande famille.

V

Mais ces maladies sont-elles bien des septicémies?

Eh mon Dieu! nous avons hâte de dire que nous n'avons pas vu, plus que les autres, et moins encore palpé le poison dans le sang. Mais n'est-il pas de bonne logique de juger d'un effet d'après sa cause, au même titre que nous jugeons d'une cause d'après ses effets? L'analogie ne suffit-elle plus à nous conduire vers une vérité, quelles que soient les ténèbres qui l'environnent?

VI

Et l'observation qui ne reste pas en retard.

Le praticien qui vit, de sa vie de tous les jours, en regard des innombrables maladies qui incombent à l'espèce humaine, est appelé à constater, entre elles, bien des différences il est vrai, mais aussi bien des rapprochements. Il ne tarde pas à se convaincre que la nature à mis de l'ordre jusque dans ses désordres ou ses déviations, l'harmonie jusque dans les maladies. Peu à peu, sous son examen, il voit ces maladies se dessiner en groupes, comme en groupes se dessinent, dans l'ordre physiologique, les espèces animales ou végétales. Mais, faisant

relief sur cet immense tableau, avant toutes les autres,
lui apparaît le vaste groupe de ces affections dont le
caractère général est de marcher vers la décomposition de
l'organisme, avec des allures ici foudroyantes, là plus
lentes, mais redoutables partout. Il semble qu'un fond
commun décèle, entre elles, tous les liens de la parenté.
Même expression symptômatique générale sur laquelle il
suffit de greffer quelqu'une de ces différences accessoires
qui, dans tous les règnes, servent à distinguer, entre eux,
les membres d'une même famille, pour avoir : ici, la
fièvre typhoïde et la dysenterie, là le choléra, la peste et la
fièvre jaune ; plus loin la variole, etc.; et, en s'éloignant
encore, la morve, la rage, en un mot tous ces états
morbides qui ont une manière profondément uniforme
d'impressionner l'organisme (1).

---

(1) A ceux qui seraient tentés de trouver exagérés ces rapprochements, et trop bon marché fait des différences qui donnent à chacune
de ces maladies un cachet distinct, nous demanderons si l'observation
de ce qui se passe souvent à propos de la même maladie ne nous
autorise pas à de pareilles appréciations.

Quelles nuances, quelles diversités d'évolution ! Nous ne signalons qu'une particularité entre beaucoup d'autres.

De nos quatre épidémies de fièvre typhoïde, aucune n'a procédé
avec les mêmes allures que ses devancières. A ce point que lors du
début de certaines d'entre elles, nous nous sommes, plus d'une fois,
trouvé dérouté. Il nous fallait toute la lenteur d'une patiente observation pour finir par prendre toute assurance sur le terrain, où nous
n'avions tout d'abord porté nos pas qu'avec hésitation.

Il y a plus. Nous avons vu dans la même épidémie, les variantes
se multiplier à l'infini : Sans parler de la diversité des formes primi-
tives observées dans telles ou telles circonscriptions du même théâtre
épidémique, nous avons vu dans la même habitation, dans la même

VII

Eh bien ! ce mode commun d'impression résulte d'un empoisonnement du sang.

Vérité que laisse bien entrevoir déjà l'examen direct de ce liquide. Quelle dissociation des éléments qui le composent ! quelle tendance prononcée à une putridité hâtive ! Voyez plutôt ce caillot noir, mou, diffluent, sans plus de vestige de résistance ; cela ne ressemble-t-il pas, — qu'on nous passe l'expression, — à du sang mort ? Il n'est pas bien nécessaire d'en croire Huxham et tant d'autres médecins qui ont cru lui reconnaître une odeur fétide au moment où il sort de la veine.

---

chambre, et parfois dans le même lit, le typhus le plus intense tout à côté de la fièvre muqueuse la plus équivoque ; et, pêle-mêle, tel malade chez lequel l'explosion morbide s'est faite toute vers le système cérébro-spinal, tel autre dont le conduit gastro-intestinal a résumé toute l'expression pathologique, un troisième chez lequel ont dominé les accidents thorachiques, puis un autre qui s'est fait remarquer surtout par une poussée des plus actives du côté de la peau, *sudamina*, *pétéchies*, taches lenticulaires rosées, etc., etc.

L'expérience apprend à se familiariser avec ces allures protéïformes et aussi à n'en tenir plus qu'un compte tout secondaire, pour s'en prendre droit à l'élément radical de la maladie. Seul moyen, selon nous, de frapper d'une manière effective au côté vulnérable d'un ennemi toujours occupé, semble-t-il, à mieux nous donner le change en nous masquant de mille manières le vrai caractère, le but direct de ses agressions.

Vérité que confirme surtout l'analogie. Des expérimentateurs se sont rencontrés qui, de leur propre initiative, ont fait, de toutes pièces, des maladies semblables à celles dont il est question, en injectant une matière septique dans les veines des animaux.

Ecoutons M. Gaspard : « Les substances putrides injectées dans les veines infectent la masse générale du sang ;

« Les maladies qui résultent de cette expérience ont la plus grande ressemblance avec les fièvres putrides soit sporadiques, soit épidémiques ;

« Les causes et les symptômes de ces sortes de maladies artificielles se rattachent entièrement à la putréfaction, ainsi que les fièvres dites putrides, telles que le typhus, la fièvre jaune, etc. . . . .

. . . .

« Dans toutes ces maladies, le sang joue le principal rôle et se trouve le siége essentiel du mal ; dans toutes, surtout à la fin, il est évidemment altéré, très-noir, comme visqueux ; en grande partie privé de sa plasticité et de sa fibrine, en sorte qu'il sort de l'économie par une sorte de transsudation vasculaire, d'où résultent des hémorrhagies dites passives, des pétéchies, des ecchymoses ; . . .

. . . .

« En petite quantité ces substances n'entraînent pas la mort, pourvu qu'elles soient expulsées de la masse sanguine au moyen de quelque excrétion critique, surtout de l'urine ou des matières fécales (1). »

---

(1) Si de tels expériments n'étaient suffisamment confirmatifs et

Vérité qui trouve une confirmation , à elle seule, suffisante, dans la doctrine des toxicologistes. Expérimentalement ils ont érigé ce fait en principe : que beaucoup de substances toxiques que l'homme administre à son gré déterminent une explosion symptômatique qui n'est autre que celles des fièvres graves, et réclame, du médecin, la même action thérapeuthique.

---

concluants, nous parlerions des maladies malignes et putrides, les mêmes, par le fond, que celles dont nous nous occupons, et survenues à la suite d'exhumations de cadavres avancés, ou encore d'épizooties dans lesquelles on avait négligé d'enfouir les animaux qui avaient succombé ; nous rappellerions à combien d'entre nous il est arrivé d'éprouver dés accidents particuliers du côté de l'intestin , à la suite du séjour dans une atmospbère par trop infecte, par exemple après des ouvertures de cadavres dont la putréfaction était fort avancée ; nous montrerions enfin le jeune Bichat tombant empoisonné sur ses cadavres en quelque sorte, et finissant, à trente-et-un ans, une carrière scientifique, immense s'il en fut, et qui laisse autour de son nom une si brillante auréole d'immortalité. Qu'on en juge par les termes vrais mais si confraternellement généreux dans lesquels le noble Corvisart, plus tard médecin de l'Empereur, apprit cette mort au Premier Consul : « Bichat vient de mourir. Il est tombé sur un champ de bataille qui exige aussi du courage et compte plus d'une victime. Personne en si peu de temps n'a fait tant de choses et aussi bien. »

VIII

Il n'a donc pas été téméraire à nous d'avancer : que certains états pathologiques sont des empoisonnements du sang;

Partant, qu'il est de bonne raison de leur appliquer la significative dénomination de septicémies, de préférence aux expressions, par trop infidèles et inexactes, de fièvres ou de pyrexies ;

Que la science doit reconnaître, aux septicémies, leur droit d'admission dans le monde nosologique, avec moins d'engouement sans doute, pour ne pas dire avec moins d'exagération, qu'elle ne l'a fait, dans ces derniers temps, pour les phlegmasies. La sage expérience des choses enseigne, tout en allant, à se garer des abus.

IX

Si vraie et si naturelle est l'importance des septicémies que, leur existence une fois admise, l'on voit une foule de maladies, perdues où plutôt égarées dans des points disséminés du domaine de la pathologie, se grouper de toutes parts pour réclamer leur place dans la grande famille. D'elles-mêmes pour ainsi diré, nous les voyons se ranger dans le tableau suivant :

1re Classe : *Miasmatiques.*

<table>
<tr><td>

a Peste.
b Fièvre jaune.
c Choléra.
d Fièvre typhoïde et Ty-
   phus (1).
e Dysenterie.
   Appendice.
f Suette miliaire.
g Fièvres intermittentes,
simples et pernicieuses.

</td><td>

Maladies nées des effluves et des miasmes, contagieuses par infection seulement.— Épidémiques.

</td></tr>
</table>

2e Classe : *Miasmatiques et virulentes.*

<table>
<tr><td>

a Variole.
b Rougeole.
c Scarlatine.

</td><td>

Maladies nées de miasmes et de virus, contagieuses par infection et par inoculation. Épidémiques.

</td></tr>
</table>

---

(1) Quelque valeur scientifique que nous reconnaissions à M. le docteur Landouzy de Reims, nous ne pouvons accepter, avec lui, le typhus comme maladie distincte de la fièvre typhoïde. Nous avons vu bien des cas, qu'il aurait appelés typhus, au milieu de nos fièvres typhoïdes ; alors que l'élément épidémique sévissait avec sa plus grande intensité d'action, alors que le principe typhique atteignait son plus haut paroxysme de développement. C'est alors aussi qu'il nous est arrivé de rencontrer des gangrènes, et du poumon, et de la face, et des extrémités inférieures.

3e Classe : *Virulentes* (1).

a Morve.
b Rage.
c Syphilis.
d Pustule maligne et
   charbon.
e Vaccine.
f Infection anatomique.

Maladies nées de virus, contagieuses par inoculation. Sporadiques.

Pourquoi ne pas avouer notre embarras à laisser l'érysipèle en dehors des septicémies miasmatiques, l'érysipèle qui se présente si souvent avec tout le cortége symptômatique général commun à ces affections (2) ?

------

(1) Il ne peut être ici question des venins. Ils appartiennent aux sécrétions physiologiques et ne se lient en rien aux états morbides. Un animal venimeux n'est pas malade.

Nous avons toujours difficilement compris l'insistance des auteurs à mettre la gale à côté de ces affections. Maladie pédiculaire en quelque sorte, quel point de ressemblance peut-elle avoir avec le choléra, la variole, la syphilis, etc. ?

(2) Trois cas d'érysipèle spontané se présentaient, dernièrement encore en même temps à notre observation, presque à côté de dysentériques et de typhoïques. L'expression générale et l'ensemble des symptômes furent tels que nous avons pu croire au début d'affections typhoïdes tant et aussi longtemps que la manifestation pathologique n'eût revêtu son caractère vraiment pathognomonique ; nous parlons de l'éruption érysipélateuse.

Un seul cas fut traité par les émissions sanguines à cause du début instantanément apoplectiforme de la maladie. Cette médication, si

Nous croyons que de côté ou d'autre, dans une section à part peut-être, prendront place certaines maladies, la fièvre puerpérale, l'infection purulente, la pourriture d'hôpital, autres septicémies nées ou de la résorption de produits viciés propres à l'individu, ou d'une absorption locale dans un milieu infecté.

Peut-être les angines couenneuses, les diphthérites, la fièvre catarrhale, la grippe même et la coqueluche auraient-elles ici droit à quelques considérations. Mais, outre que nous ne savons encore si ces maladies ne sont pas simplement *atmosphériques*, nous manquons des éléments voulus pour prendre un pied quelque peu ferme sur pareil terrain. Ce que nous pouvons dire dès aujourd'hui, ce que nous prenons à devoir de dire, c'est qu'à ces maladies aussi, — contrairement aux idées généralement reçues, — nous a paru manquer l'élément inflammatoire. Nous avons suivi, contre elles, les mêmes errements

---

elle n'a pas favorisé, du moins n'a pas prévenu le sphacèle de tous les tissus péricrâniens. A ce point que notre malade, qui après cinquante jours, succomba des suites d'une infection putride, avait le crâne en certains points aussi dénudé qu'il l'est sur le squelette. Les deux autres malades, traités comme nous traitons les affections septicémiques en général, arrivèrent sans entrave aucune, sans complication à solution heureuse, malgré l'invasion alarmante de la maladie. Une fois de plus il nous était donné de tirer du mode comparatif de curation de cette maladie, une conviction toute autre que celle que l'enseignement classique nous avait faite en d'autres temps.

La clinique a son langage. Pour le comprendre, il faut savoir à propos se garer des idées préconçues. C'était un médecin philosophe que l'auteur de la maxime : *Tota medicina in observationibus.* Et pourtant combien de faits, les mêmes au fond, interprétés d'une manière souvent différente et même parfois contradictoire !

thérapeutiques qui nous guident contre les septicémies, frappé que nous avons été de l'extrême tendance de l'organisme à la sidération. Nous nous contentons pour le moment de signaler ce grand point de pratique à l'attention du monde médical.

X

On le voit, et nous l'avions dit du reste, nous n'avons nullement la prétention d'édifier, mais cherchons seulement à fournir notre contingent de matériaux pour la construction du nouvel édifice. Cette considération nous met à même de dire un mot d'une épidémie étrange qui s'est montrée sur notre parcours, à la manière de la dysenterie, de la fièvre typhoïde et du choléra.

Il s'agit d'une épidémie d'ictères, qui, dans l'été de 1851, atteignit bon nombre des habitants de notre localité. Le foyer primitif nous présenta 25 à 30 cas de jaunisse dans un espace de rue très-restreint. Ces ictères jetaient les malades dans un état de prostration insurmontable, et, sous ce rapport, présentaient une certaine analogie avec les septicémies de notre première catégorie. La contagion ne fit pas défaut, autant surtout que nous en ayons pu juger par la communication de la maladie au digne pasteur de notre commune, M. l'abbé Charles, que nous trouvons sans cesse sur nos pas dans toutes les épidémies, et à nous-même que nos fonctions réclament plus directement auprès des malades. Nos habitations à l'un et à l'autre

6

étaient en dehors du foyer en question. N'était-ce pas là
une véritable intoxication, intoxication à un degré modéré
sans doute, mais à laquelle il ne fallait que plus d'intensité
pour faire penser aux fièvres jaunes d'autres contrées ?

Certaines menées d'ophtalmies, concomitantes de nos
épidémies de dysenterie et de fièvre typhoïde, ne nous
ont offert de particulier que l'immunité dont elles ont
paru couvrir les individus qui en étaient atteints, contre
la maladie épidémique principale.

XI

Les septicémies ont pour attributions caractéristiques
de naître ou de l'infection ou de l'inoculation et d'être
transmissibles par contagion.

XII

Il importe de bien différencier l'infection d'avec la contagion. L'infection ne s'étend pas au-delà du foyer où
prennent naissance les septicémies. Que, dans des conditions données, se développent des miasmes ou des effluves
dans l'atmosphère, cette atmosphère devient infectieuse.
Des sujets qui sont plongés, qui respirent dans son milieu,

certains sont infectés. Mais, à leur tour, ceux-ci, par un fatal privilége, ont acquis la faculté de faire de nouveaux miasmes, et deviennent, individuellement, un foyer d'infection, secondaire il est vrai, mobile et ambulant comme les individus eux-mêmes. C'est ici la contagion. Elle n'est, après tout, qu'une variante d'infection. Toujours est-il que c'est par la contagion que ces maladies s'étendent loin de leur berceau primitif; qu'elles persistent et se transmettent parfois à l'infini, même après que le foyer primitif d'infection a cessé d'exister.

XIII

A leur tour, l'inoculation et l'infection ont, entre elles, plus d'un point de contact. Elles sont, pour nous, une même chose appliquée à l'organisme par deux modes différents ; bien que l'une comporte l'existence d'effluves et de miasmes, et l'autre celle de virus. Poison volatil d'un côté, poison liquide de l'autre. Ainsi que, comme le dit M. Durand-Fardel, l'inoculation suppose toujours un contact entre une surface absorbante et une surface malade, — nous pouvons dire, avec tout autant de raison, que l'infection suppose aussi toujours un contact entre une surface absorbante, — c'est, surtout, la muqueuse pulmonaire, — et une surface viciée, empoisonnée, mouvante de sa nature et facilement renouvelable, — c'est l'atmosphère. Un sujet s'infecte dans un milieu typhique, ou dysentérique, ou cholérique, etc.; à moins que l'on ne tienne par trop aux mots, qu'est-ce autre qu'une véritable inoculation résultant de l'absorption par une muqueuse au lieu de l'absorption par le sang directement ? de l'absorption d'un poison à l'état de miasme d'un côté, à l'état liquide de l'autre ?

XIV

Il n'est pas toujours possible, en médecine, de se poser sur des pierres bien assises. Ce semblant de pessimisme nous vient à propos de la contagion ; la contagion, ce sempiternel sujet de controverse qui toujours a divisé, divise encore le monde médical en deux camps bien tranchés, les contagionnistes et les non-contagionnistes. En nous plaçant à un point de vue nouveau, d'après une interrogation minutieuse des faits observés, peut-être réussirons-nous à rapprocher, à réconcilier jusqu'aux adeptes les plus fervents de l'une et l'autre croyances, à fondre en une doctrine définitive tant de doctrines incertaines qui, tour à tour, ont élevé leurs prétentions dans la science.

XV

Toutes les septicémies sont contagieuses. Contagieuses

de manière à se reproduire toujours par le même mode
dont elles sont nées, c'est dire les unes par les miasmes
exhalés, les autres par les virus sécrétés (1).

La contagion par les miasmes implique l'état épidémique; celle par les virus, l'état sporadique. Un nombre
illimité d'individus peuvent s'infecter, dans le même
temps, dans une atmosphère de miasmes; le virus n'a
d'autre mode de transmission que d'un à un.

Nous abandonnons ce côté complexe de la question pour
ramener nos considérations à la contagion des septicémies
de la première classe, la seule contestée, celle autour de
laquelle se sont remuées les opinions les plus ardentes et
souvent aussi les plus passionnées.

XVI

Sans passion pourtant, mais aussi sans aucune hésitation, nous prenons place sur le banc des contagion-

---

(1) Sortez une septicémie de son mode propre de transmission
et tout devient négatif. Ainsi Desgenettes en s'inoculant la peste en
Egypte, et tant de médecins en s'inoculant le choléra en France, ont
fait preuve d'un courage et d'un dévouement bien dignes d'admiration
sans doute, mais dont nos connaissances actuelles frapperaient à
l'avance les résultats de nullité. Pour la peste, comme pour le choléra, la fièvre jaune, la dysenterie, etc., nous tenons aujourd'hui que
tout le courage consiste à affronter l'atmosphère infectieuse, celle
surtout qui enveloppe les malades.

nistes (1). Et notre profession de foi, c'est que nous croyons les septicémies miasmatiques essentiellement contagieuses.

Oui..... mais à la condition expresse, *sine quâ non*, qu'elles aient un développement parfait.

Pour qu'une septicémie réalise cette condition, il faut : la rencontre d'une cause morbifique d'une certaine intensité avec une organisation ayant une aptitude entière à subir son action, en d'autres termes, ayant une maturité suffisante pour la maladie.

Toutes les fois qu'une cause de ce genre impressionne

---

(1) A Dieu ne plaise que pareil aveu, loyal et complet au possible, devienne une indiscrétion qui doive jamais porter l'ombre d'un préjudice à l'espèce ! Notre conviction est que d'aucuns l'ont plutôt desservie, par un zèle malentendu, qui se sont évertués à vulgariser la non-contagion quand même. Mieux vaut un ennemi avoué qu'ignoré. L'on combat l'un en face, quand l'autre peut frapper en traître, au dépourvu. D'ailleurs, pour peu qu'on ait vu les choses de près, il faut bien reconnaître que, en dépit de tant de vaines déclamations, les masses conservent l'habitude, raisonnée ou fatale, de pressentir et de redouter le danger, quand elles ne fuient pas à son aspect. C'est que les faits, avec leur imposante brutalité, leur parlent plus haut que tout le reste.

Aussi le devoir du médecin, au milieu des épidémies, ne peut être de chercher à entretenir dans les populations une sécurité trompeuse et toujours préjudiciable. Que nous l'aimons bien mieux s'appliquant sagement à lui-même et enseignant, à tous, les ressources toutes puissantes d'une prophylaxie et d'une hygiène bien comprises, affermissant ainsi la confiance générale sur ses véritables bases, et restant, après tout, pour l'exemple de tous, ce noble chef de combattants dont Horace eût fort bien dit :

> *Si fractus illabatur orbis*
> *Impavidum ferient ruinæ.*

une organisation pareillement disposée, il en résulte des maladies bien faites, des septicémies franches, auxquelles rien ne manque pour la reproduction des miasmes, partant, pour la contagion.

Mais que la cause pathogénique n'ait qu'une intensité médiocre, insuffisante, — quelle que soit la prédisposition, fût-elle au summum d'expansion, — les organisations infectées ne présentent que des maladies incomplètes, impuissantes à la reproduction de l'élément infectieux.

D'un autre côté, ne voyons-nous pas, tous les jours, tout au beau milieu d'épidémies dans lesquelles la cause morbigène présente un degré extrême d'intensité, bon nombre d'organisations, imparfaitement prédisposées sans doute, ne présenter que des septicémies bâtardes en quelque sorte et tout-à-fait impuissantes à refaire le germe septique, dès lors nulles pour la contagion ?

C'est pourtant ainsi que nous parle l'observation de tous les instants, en nous montrant des cas isolés de choléra, de fièvre typhoïde, de dysenterie, etc., en dehors des épidémies ; puis, au milieu des épidémies les plus intenses, les plus meurtrières, de ces cas bénins, mal faits de maladies, inoffensifs en ce sens que, transportés au-delà du rayon épidémique, ils ne reproduisent pas de miasmes, ne font pas de nouveaux foyers d'infection..

Nous sommes amené tout naturellement à comprendre la non-contagion des fièvres intermittentes qui existent endémiquement dans certaines localités, et encore de celles qui intercurremment se montrent au milieu des épidémies de choléra, de fièvre jaune, de dysenterie, etc. Pour les premières, la cause morbigène, et, pour les secondes, l'élément prédisposant, n'ont pas le degré d'intensité voulue pour communiquer, à l'organisme infecté, l'aptitude à reproduire les miasmes d'intoxication. De là l'absence de contagion.

XVII

Nous sommes resté simple dans cette appréciation de la contagion, comme simple est le livre de la nature dans lequel nous avons lu ces quelques vérités. L'art n'a point mot à dire à pareille place. Au lieu de s'attacher exclusivement à un seul ordre de faits dans les épidémies, comme cela est arrivé aux partisans de l'un et l'autre systèmes à propos de la contagion, il fallait faire la part de chaque ordre de faits pour trouver de part et d'autre une sorte de *consensus* réciproque, concluant au fond essentiellement contagieux des septicémies miasmatiques. Ainsi se seraient dissipées d'elles-mêmes, au lieu de s'accumuler, les incertitudes dans lesquelles il était triste de voir rester plongée une question de cet ordre.

Du reste, plus avant nous pénétrons dans l'appréciation de la découverte successive des lois les plus admirables qui règlent notre monde physique, plus il devient facile de s'apercevoir que souvent la nature semble se complaire à mettre, tout près de nous, la clef de phénomènes que nos tendances nous portent constamment à chercher dans des régions presque imaginaires.

Puisse notre manière d'envisager les choses juger la question de la contagion d'une façon péremptoire, et ramener enfin le corps médical à une saine doctrine sur ce point important de la pathogénie ! Justice complète

et définitive serait ainsi faite de ces tristes divergences
d'opinions que le vulgaire s'étonne, à bon droit, de
rencontrer encore dans une science aussi progressiste que
la médecine. Car, — quoiqu'en disent certains esprits
systématiques ou à prévention, qui se refusent à voir son
horizon merveilleusement s'étendre et se développer, sous
les laborieux efforts de toute une cohorte de travailleurs,
lesquels ne cessent de remuer en tous sens le sol qu'ils
ont à féconder, — la science de la médecine ne reste en
retard sur aucune de ses sœurs. Aujourd'hui déjà, par
l'exactitude de ses croyances, par la précision et la netteté
de sa méthode, elle a droit à l'admiration de son juge
naturel, l'humanité.

XVIII

A notre excursion dans ce champ si intéressant de la
pathologie humaine, nous n'avons donné d'autre but que
de marquer sa place naturelle à tout un groupe de maladies auxquelles nous réservons l'ensemble des considérations posées, tout à l'heure, à propos de la dysenterie.
Nous croirons avoir rempli notre tâche selon nos moyens,
plus encore selon notre conscience, quand nous aurons
dit pourquoi nous réclamons, pour toutes les septicémies
miasmatiques,

     Même origine,
     Même nature,
     Même thérapeuthique,
quand, enfin, nous aurons établi les règles d'une sage

prophylaxie pour affronter, avec quelque assurance, l'imminence de ces tristes maladies.

XIX

L'origine des septicémies miasmatiques, ces redoutables fléaux qui prélèvent un tribut si lourd sur notre espèce, dans toutes les parties du monde, peste, fièvre jaune, choléra, typhus, dysenterie, etc., ne nous paraît imputable qu'à l'action des effluves et des miasmes sur l'organisation humaine.

Pour guides dans cette appréciation, nous prenons l'observation, l'analyse et cette précieuse induction dont parle Bichat, qui, des données connues, doit nous conduire vers les inconnues.

Avec les éléments suffisants de certitude, nous apparaît, dans toutes les parties du monde où se montrent les grandes épidémies, l'existence des effluves et des miasmes se développant sous certaines conditions atmosphériques, et météorologiques, ou sous celles de l'encombrement, des lieux infects, etc. Partout, en effet, se trouvent des vases végéto-animales ; partout un soleil plus ou moins ardent leur communiquant un degré plus ou moins élevé de fermentation ; partout des émanations animales plus ou moins concentrées, partant aussi, partout des miasmes plus ou moins viciés, plus ou moins *septifiés* (1).

----

(1) L'on a pu remarquer que, dans nos études sur la dysenterie,

Or, nous le demandons, quelle autre cause dont l'existence soit aussi universellement avérée dans les diverses parties du globe, et pouvant en tous lieux produire des effets constants et toujours, avec elle, en rapport direct d'intensité ?

Ce fut en invoquant les rapports secrets des effets aux causes, bien plus que pour avoir pris les effluves et les miasmes sur le fait, que certains observateurs ont été conduits à placer dans les émanations des trois grands deltas, du Gange, du Nil et du Mississipi, le foyer ou le berceau des trois maladies qui sèment le plus d'épouvante, le choléra, la peste et la fièvre jaune.

De la même manière, mais en tenant compte des différences que comporte notre milieu géographique, nous revendiquons, pour les effluves et les miasmes, la propriété de développer, chez nous, dans des conditions données, la fièvre typhoïde, la dysenterie, les fièvres intermittentes, etc.

---

nous avons appuyé tout particulièrement sur l'action, au point de vue étiologique, des effluves développés en certain moment de l'année, sous l'influence de la chaleur, de la mise à nu des vases, etc. Cette sorte de délimination étiologique ressort tout bonnement du champ même où se sont exercées nos observations, durant ces dix dernières années, à propos de six épidémies successives. A Dieu ne plaise que nous ayons pu porter atteinte à l'importance qu'ont à nos yeux les émanations animales dans la production des maladies typhoïque, dysentérique, etc., en tels lieux et en telles saisons que ces émanations se développent.

XX

Mais comment des maladies dont les rapports respectifs ont pu être, en partie du moins, méconnus de tous les pathologistes, peuvent-elles être sous la dépendance directe d'une même cause? Se peut-il que le choléra de l'Inde, la peste de l'Egypte, la fièvre jaune de l'Amérique, notre fièvre typhoïde d'Europe, la dysenterie et les fièvres intermittentes de tous lieux, émanent d'un agent essentiellement le même et qui ne tiendrait, que de la différence des climats, la variété de ses manifestations symptômatologiques?

Les modificateurs naturels destinés à stimuler les règnes organiques diffèrent selon les diverses parties du globe, bien qu'ils soient *radicalement* les mêmes en tous lieux. Le plus puissant de tous, le soleil, par exemple, est le même pour tout notre monde ; seulement telle partie de la terre reçoit ses rayons plus directement que telle autre. Rien que pour cela, quelle différence dans les influences physiologiques qu'il exerce sur les corps vivants de l'une et l'autre contrées ! Changez cet animal ou ce végétal d'un milieu dans un autre, et vous bouleversez complètement les impressions physiologiques auxquelles l'un et l'autre obéissaient. D'arbre gigantesque qu'il était dans telle partie du globe, le végétal n'est plus qu'un tout chétif arbrisseau dans une autre ; l'animal dont l'organisation prenait un développement extraordinaire sous certaine latitude, ne fait plus que s'étioler, se rabougrir sous une latitude différente.

Et pourquoi les influences pathologiques ne suivraient-elles pas une variation analogue, bien qu'aussi les modificateurs morbigènes soient partout *radicalement* les mêmes?

XXI

A coup sûr, il ne doit plus entrer aujourd'hui dans l'idée de personne de contester que les effluves et les miasmes ne puissent contracter des propriétés d'une activité progressive selon les différentes latitudes, selon les variations climatériques, selon les dispositions atmosphériques et météorologiques, selon encore le plus ou moins d'étendue du foyer de leurs émanations. C'est pour nous une vérité à laquelle l'analogie donne une singulière puissance de confirmation dans la bouche du prince des toxicologistes, le regrettable Orfila, quand il dit : « L'empoisonnement déterminé par une même substance, à des doses variées, peut se manifester par des symptômes différents, sans qu'on puisse attribuer cette différence à autre chose qu'à la dose. »

Prenons-y garde ! Il s'agit ici des poisons que nous avons sous la main, que nous touchons, et dont, à volonté, nous pouvons interroger le mode d'action !

XXII

La diversité des effets produits par les effluves et les miasmes dans chaque épidémie emprunte aussi sa raison d'être du degré de prédisposition individuelle, variable chez les sujets qui subissent leur influence. Aussi ne craindrons-nous pas de dire, à notre tour : l'empoisonnement déterminé par une même substance, chez des sujets diversement prédisposés, peut se manifester par des symptômes différents, sans qu'on puisse attribuer cette différence à autre chose qu'à la prédisposition.

Nous avons, dans le cours de cet opuscule, signalé bien des nuances de la même affection dans toutes les épidémies que nous avons observées ; signalé bien des variantes aussi des maladies intercurrentes qui traduisent, sous des formes différentes, une intoxication évidemment la même quant au fond. Les mêmes faits d'observation abondent dans la pratique de la médecine. Ne voit-on pas les mêmes effluves, dans certaines contrées de l'Amérique, communiquer aux indigènes de simples fièvres intermittentes, quand, tout-à-côté, nos Européens tombent sous le coup de fièvres jaunes foudroyantes ? Que serait-on tenté d'ajouter à ce fait signalé par Joohnson : Sur vingt-huit soldats exposés à la fois aux émanations d'un marais, seize furent pris de fièvres intermittentes, quatre de choléra, quatre de dysenterie, et le reste de fièvre jaune (1).

----

(1) Ce mémoire, terminé depuis déjà plus d'une année, avait été

XXIII

L'identité de nature des septicémies miasmatiques nous
paraît ressortir avec évidence de toutes ces considérations.

rédigé surtout dans le but de soumettre notre doctrine d'étiologie, de
nature et de traitement des septicémies au contrôle ou à l'approba-
tion de l'Académie de médecine. Quel sujet de pathologie plus digne
d'occuper un moment l'attention de cette savante assemblée ! Depuis,
des préoccupations inattendues, insolites, sont venues changer, bou-
leverser nos projets. Aujourd'hui, n'aspirant déjà plus qu'au repos
possible en dehors de notre ministère de praticien, nous ne livrons
ce manuscrit, même à l'impression, que pour l'acquit de notre
conscience. Notre mobile, c'est le bien de l'espèce ; car, par elle-
même, la publicité ne nous a jamais tenté, mais, à l'heure qu'il est,
moins encore que jamais. Cela devient parfois un devoir de mettre
au jour nos observations et nos méditations les plus intimes ; et,
même alors qu'il en coûte, un devoir doit toujours être rempli.

Ces réflexions n'ont d'autre but que d'expliquer notre silence sur
ce qui s'est passé l'année dernière (1861) sur le terrain habituel de
notre pratique médicale. Ainsi qu'il était facile de le prévoir, — tant
la corrélation de l'état atmosphérique avec le développement de nos
épidémies est évidente, et de longue date consacrée par les faits
accomplis, — les chaleurs de la dernière moitié de l'été nous ont mis
en présence d'une nouvelle épidémie. Epidémie plus bénigne que les
précédentes il est vrai, mais dans laquelle il a été curieux, moins
encore qu'intéressant, d'observer, au milieu de diarrhées si nom-
breuses qu'il manquait peu pour qu'elles devinssent générales, pèle-
mêle, des affections cholériformes, des dysenteries graves et des
fièvres typhoïdes. Quelle nouvelle et puissante justification de nos
idées émises ailleurs sur la consanguinité de ces maladies !

Car nulle part, dans la pathologie, la nature d'affections ne se montre sous une dépendance plus directe de leur cause. A une cause, la même dans son essence, mais susceptible de divers degrés d'intensité dans son action, ou s'exerçant sur des organismes plus ou moins prédisposés, répondent des effets multiples dans leur expression mais identiques dans leur fond, dans leur intime manière d'être, depuis les fièvres intermittentes les plus bénignes, jusqu'à ces manifestations si meurtrières des grandes épidémies.

XXIV

En nous attachant à cette manière d'être intime des septicémies, au lieu de nous laisser guider par leur diversité d'expression ou de forme, nous nous sommes senti tout naturellement poussé dans la voie thérapeutique réellement puissante, réellement efficace contre ces affections. C'était renier les errements de la science qui de nos jours encore semble persister à concentrer l'attention sur les phénomènes les plus apparents de ces maladies, pour laisser, de côté, le caractère fondamental qui tend à les ramener toutes à un centre commun, leur élément essentiel (1).

---

(1) C'est une digression, que son importance nous fera pardonner, de revenir encore sur une réflexion éminemment pratique, à propos de la symptomatologie des septicémies en général.

L'on n'a pas oublié que nous avons été amené à ne reconnaître à

Nous nous sommes donc comporté comme étant en présence de véritables empoisonnements de l'organisme tout entier. A part des exceptions qui ne sont rien moins que communes, nous avons rejeté l'emploi des antiphlogistiques, parce qu'ils nous ont été souvent préjudiciables et quelquefois pernicieux. Nous avons rigoureusement

---

ces maladies d'autre siége que le sang, d'autre nature qu'un empoisonnement du sang, du sang où l'absorptiou a fait pénétrer la matière toxique, germe de la maladie, ageut de la fermentation de l'économie toute entière.

Eh bien! — nous ne nous lasserons de le dire :—Que la muqueuse digestive soit la surface d'élection adoptée par la nature pour la manifestation anatomique et même pathologiquement fonctionnelle du principe morbifique des septicémies de la première classe, au même titre et de la même manière que la peau l'est pour celui des septicémies de la seconde, rien de mieux selon nous, rien de plus vrai non plus. Mais il importe de ne jamais perdre de vue que tube digestif et peau ne sont ici que de simples voies d'*émonction;* que l'élément morbide a son siége radical ailleurs.

Aussi ne sommes-nous nullement en droit d'attendre que l'élément symptômatologique, qui se révèle sur la peau et sur la muqueuse digestive, soit en rapport exact ou direct avec le plus ou moins de gravité de la maladie. Le raisonnement le dit à priori, et l'expérience des choses ne le dit, que trop souvent après, à qui veut entendre. Nous avons vu, bien des fois, dans notre carrière médicale, des personnes qui s'en étaient laissé imposer par l'absence ou par une perfide bénignité des symptômes d'évolution, tantôt du côté la peau, tantôt du côté des voies digestives, pronostiquer des résultats heureux là où la mort devait passer et parfois quelques heures à peine après que de pareils oracles avaient parlé.

C'est donc dans l'ensemble de l'état général, bien plus que dans ces symptômes isolés, que le praticien doit puiser ses inspirations et préciser les indications thérapeutiques à remplir.

proscrit tous moyens qui pouvaient enrayer les tendances éliminatrices de la nature, que nous avons, au contraire, cru de notre devoir de seconder de toutes nos forces, dans les limites du besoin toutefois. Il nous a paru d'importance capitale de prévenir les défaillances qui trop souvent épuisent les sujets avant que le travail d'expulsion ne soit achevé. Aux évacuants, à l'ipécacuanha surtout, aux névrosthéniques et aux analeptiques nous avons emprunté les principales ressources de notre thérapeutique.

XXV

Ainsi, par le bénéfice d'une action pareillement combinée, nous avons, la plupart du temps, conjuré ces congestions désordonnées du côté du cerveau, des poumons, du foie, etc., malheureuses déviations d'une nature tristement fourvoyée! Car, c'est souvent, pour n'avoir pas trouvé ses modes ordinaires d'élimination, que la matière de la maladie, le principe septique si on le veut, va s'égarer en quelque sorte dans des voies, irrégulières, sans débouché. Il semblerait une bête fauve qui, forcée de sortir d'une enceinte, et, trouvant closes ses sorties habituelles, irait fatalement se briser la tête dans des recoins sans issues.

Le temps et l'expérience n'ont fait que nous fixer davantage dans cette voie que nous croyons la voie de salut. Et nous marchons aujourd'hui plein d'assurance vers notre but sans plus nous laisser aller aux inquiètes réserves, aux douloureuses indécisions qui jadis nous ont donné quelques hésitations dans nos luttes contre ces tristes affections. D'ailleurs est-il besoin de dire que nous avons trouvé la raison d'une satisfaction toujours grandissante, d'autant que nous avons plus franchement déployé nos voiles pour arriver à cette aspiration suprême de nos efforts, la guérison des malades (1) ?

XXVI

Les préoccupations se multiplient, pour le médecin, dans les épidémies. Si laborieuses que soient les luttes qu'il soutient pour disputer, pour arracher à la mort les

---

(1) Nous sentons la place pour un reproche qui nous atteindrait avec raison, si, au préalable, nous avions eu la pensée que nous pourrions un jour livrer à la publicité quelque travail du genre de celui-ci. C'est de ne pas avoir établi la statistique exacte des cas de maladie et respectivement de leur mode de terminaison. Mais nous n'avions jamais eu d'autre pensée que de borner notre rôle à celui du médecin d'action et exclusivement d'action, du médecin qui ne combat que pour vaincre sans s'occuper que ses triomphes ou ses défaites doivent aller au-delà de son champ de bataille. Ce n'est qu'au jour où, dans le calme de la trêve, dans le recueillement du repos, nous avons pu faire une appréciation comparative de nos résultats obtenus avec les résultats *officiels* de la science que nous avons compris que c'était un devoir pour nous d'écrire et de soumettre nos moyens d'action à l'attention générale. Notre méthode est exposée sans réserve, à l'usage de tous. L'expérimentation dira d'elle, mieux que nous. Il est possible de paraître parfois exagéré, même alors qu'on reste en dessous de la réalité.

sujets déjà sous le coup du mal, elles ne sont qu'une partie de la tâche qui lui incombe. Il lui reste, pour la compléter, à maintenir, à confirmer, dans leur état de santé, les populations que menace sans cesse la maladie, cette nouvelle épée de Damoclès alors fatalement suspendue sur tant de têtes à la fois.

Nous touchons à la prophylaxie des épidémies ; question palpitante, sur laquelle s'abattent toujours avec anxiété d'inquiètes appréhensions et parfois d'insurmontables terreurs. Une épidémie apparaît à peine, que vous avez à répondre à cette interrogation mille fois répétée par l'épouvante humaine : Existe-t-il quelque moyen de se mettre à l'abri, de se préserver des atteintes de tel ou tel fléau ?

Nous cherchons, mais sans les trouver, les avantages qui peuvent résulter de l'opinion, qu'on nourrit encore, qu'il existe des agents prophylactiques des septicémies miasmatiques. Nous ne savons, en vérité, si cette croyance a jamais été bonne à plus qu'à laisser le médecin s'endormir dans une fausse sécurité, pendant qu'elle entretenait, parmi les populations, une méfiance et une panique continuelles. Car l'on voit presque toujours payer leur tribut à l'épidémie, précisément les personnes qui s'entourent de ces prétendus prophylactiques de toutes sortes. Il est d'autant plus facile de se rendre compte d'une pareille prédilection, que le recours à ces ressources préservatrices à tort tant vantées, semble toujours être en proportion directe avec la peur ; la peur, cette impression si tristement déprimante des forces radicales de l'organisme. L'expérience des faits accomplis dans le domaine de notre observation nous amena bientot à reléguer les prophylactiques à côté des spécifiques pour les vouer les uns et les autres à un abandon par trop mérité.

De même que nous avions édifié notre thérapeutique sur des données toutes physiologiques, de même aux données physiologiques encore nous avons demandé les ressources d'une prophylaxie réellement efficace. Et nous avons résumé toute cette prophylaxie dans ce seul précepte :

Ménager à l'organisme une dose suffisante de ses excitants naturels.

XXVII

Or, comme c'est dans les qualités du sang que gisent l'ensemble des stimulus auxquels obéissent les divers systèmes de l'économie animale, nous nous sommes appliqué particulièrement à conserver au sang la richesse et l'harmonie de ses éléments.

Pour atteindre ce résultat, il convient de demander son contingent à chacun des moyens de l'hygiène ; et ils sont nombreux. Le genre de nos considérations ne nous permet pas de les rappeler ici. Que n'aurions-nous pas à dire des soins à donner à l'enveloppe cutanée pour ménager un exercice régulier de ses importantes fonctions, la perspiration, la transpiration, etc. ? de l'à-propos d'une bonne aération prise, par intervalles, en dehors des foyers épidémiques, par tous les individus qui sont appelés à séjourner dans l'atmosphère infectée ? de l'utilité de l'exercice, des promenades fréquentes par exemple, comme devant aider, favoriser singulièrement le travail de décomposition physiologique des organes, qui doit rejeter au dehors des particules usées en quelque sorte et devenues par conséquent pour le moins une surcharge dans l'économie? etc., etc. Mieux vaut nous contenter de mettre en relief quelques points de vue hygiéniques sur lesquels l'on n'a pas encore porté toute l'attention qu'ils méritent. Nous par lons de l'alimentation, des habitudes et du moral.

XXVIII

A part quelques vagues incertitudes qui planent encore sur certains points, secondaires peut-être, du travail d'élaboration de la matière alimentaire, il n'en reste pas moins, comme un fait acquis, que les progrès récents de la chimie organique et les travaux des physiologistes de notre époque ont fort heureusement éclairci la transformation des substances alimentaires en ces principes ternaires et quaternaires qui, finalement, doivent faire les frais de dépense et d'entretien de l'organisme.

Quand nous voyons les matières si variées que l'homme introduit dans son canal alimentaire composer en quelque sorte une espèce d'humus d'un genre particulier, humus dans lequel des vaisseaux innombrables puisent par l'absorption les éléments de sa nutrition, absolument de la même manière que le végétal puise, par ses racines, dans le sol où il est fixé, certains éléments de sa vie végétative;

Quand la chimie organique vient nous établir, en toute évidence, que dans cette masse, dans ce magma alimentaire le tout se réduit à deux ordres bien distincts d'aliments,

Les aliments plastiques ou quaternaires, azotés, chargés de la rénovation de nos organes,

Les aliments respiratoires ou ternaires, non azotés, destinés à être brûlés dans l'acte de la respiration, partant, à entretenir la chaleur animale ;

Quand, de son côté, la physiologie, par ses expérimentations si nettes et si précises, nous montre :

La salive exerçant son action sur la partie féculente des aliments pour la transformer en dextrine puis en glucose,

Le suc gastrique de l'estomac s'adressant tout spécialement aux parties albuminoïdes ou azotées,

Le suc pancréatique continuant le rôle de la salive pour les féculents et, de plus, émulsionnant les matières grasses pour les préparer à l'absorption,

Puis, dans tout l'intestin, sous l'influence de la bile, du suc pancréatique et du suc intestinal réunis, l'émulsion des matières grasses continuant, les féculents achevant de se métamorphoser en dextrine et en glucose, le sucre de canne s'y tranformant en glucose pour pénétrer dans l'économie, etc.,

L'on comprend, tout de suite, quelles doivent être les règles d'une bonne alimentation pour remplir, dans de justes proportions, les deux grands besoins de tout organisme : la rénovation des tissus et l'entretien de la chaleur animale ;

L'on comprend encore, comment il importe de donner à chaque ouvrier son travail, sans surcharger l'un pour ne rien laisser à faire à l'autre ; et de quel immense avantage il devient de prendre les aliments plastiques et les aliments respiratoires dans de telles mesures qu'il en résulte un équilibre parfait, une harmonie puissante de l'organisation au point de vue matériel ;

L'on comprend enfin, combien il devient facile à l'intelligence humaine de se substituer heureusement à l'instinct animal qui nous manque, celui qui pousse tous les autres êtres vivants vers les choses qui leur sont essentiellement profitables.

XXIX

Il est un auxiliaire tout puissant des admirables phénomènes de la chimie vivante, c'est le sel marin, le sel marin qui, sagement employé, devient la source d'un bénéfice incalculable pour toute économie animale. Ecoutons la physiologie :

« Le sel marin et, à son défaut, d'autres sels de soude et de potasse, sont recherchés par tous les animaux ; leur utilité a été reconnue partout et en tout temps. Les historiens, les voyageurs, placent cette sorte de condiment en première ligne parmi les substances que l'homme cherche à se procurer ; il n'est aucune nation qui n'en fasse usage, et l'élève des animaux domestiques pourrait souffrir si cette substance n'était mêlée en certaine proportion à leurs aliments : c'est ce que de récentes expériences ont confirmé. La suppression du sel, dit M. Barbier, n'a jamais fait partie des austérités du cloître.

La tendance instinctive des animaux à la consommation du chlorure de sodium est justifiée par le rôle que jouent dans l'économie les parties constituantes de ce sel.

La soude du chlorure de sodium est nécessaire à la composition du sang ; elle est nécessaire aussi à la composition de la bile, à laquelle elle donne son alcalinité. Le sel marin fournit aussi l'acide chlorhydrique du suc gastrique. Des expériences intéressantes ont montré que les sels neutres, et par conséquent le chlorure de sodium, si abondant dans le sérum du sang, avaient une influence notable sur l'artérialisation de ce liquide. Enfin il résulte des recherches de M. Mialhe, que le chlorure de sodium, pouvant former, avec certaines substances, des composés solubles, facilite l'absorption de ces dernières, lorsqu'elles sont ingérées dans le tube digestif. . . . .

Les aliments sont empruntés au règne organique. Certaines substances minérales sont aussi nécessaires à la constitution de nos humeurs ou de nos parties solides ; à ce titre, elles pourraient être rangées parmi les aliments. Tels sont entre autres le fer, sans lequel le sang perdrait ses propriétés normales ; le phosphate de chaux qui se solidifie dans les os ; le sel marin très répandu dans nos humeurs. Les substances organiques dont nous faisons nôtre nourriture contiennent ces matières minérales, de sorte que nous ne sommes pas obligés de les faire entrer dans notre régime.

Il y a pourtant une exception à faire pour le chlorure de sodium ; celui-ci, nous l'ajoutons à nos aliments. La chose est connue de toute antiquité. M. Barbier rappelle ce passage de l'Odyssée où Tyrésias dit à Ulysse : « Tu reprendras le cours de tes voyages, jusqu'a ce que tu découvres des peuples qui n'aient aucune connaissance de la mer, et qui n'assaisonnent pas de sel leurs aliments. » Les animaux n'en sont pas moins avides que les hommes, et, suivant l'expression de Haller, il semble qu'il y ait dans le sel quelque chose qui convienne à la nature animale. *Videtur omninò aliquid in sale esse, quod naturæ animali conveniat. Nam penè omnes gentes sale utuntur; ut etiam bruta animalia pleraque, certè, quæ ruminent, sale delectantur, et ab ejus usu benè habent.*

Dans les contrées chaudes de l'Amérique du Sud, on voit les bêtes à cornes et les chevaux lécher avidement les sels effleuris à la surface du sol ; des bandes d'oiseaux se rassemblent aussi pour en manger, là où ces sels sont abondants.

M. Barbier évalue à la dose de trois gros à une once la quantité de sel marin qu'un homme ajoute en vingt-quatre heures, à ses aliments, ce qui porterait à sept cents livres et même à quatorze cents la quantité qu'un sexagénaire aurait consommée.

Est-ce simplement à titre de condiment ou bien parce qu'un instinct les pousse à la recherche d'une chose avantageuse à l'économie que les hommes usent de sel ? On rapporte que des seigneurs Russes, qui avaient voulu faire économie de cette dépense pour la nourriture de leurs vasseaux, ont vu ces derniers tomber dans un état de langueur et de faiblesse, avec pâleur de la peau, tendance à l'œdème, et génération d'helminthes dans les intestins.

. . . .

Ce n'est pas seulement pour entretenir dans le sang la proportion normale de chlorure de sodium que l'adjonction de ce sel aux aliments est utile ; elle a un autre avantage que Liebig vient de signaler. Le chlorure de sodium convertit en phosphate de soude une partie du phosphate de potasse que les aliments ou la résorption qui s'exerce dans les muscles font parvenir dans le sang. Or, nous verrons que, de tous les sels, le phosphate de soude est celui qui se prête le mieux à l'absorption et à l'élimination de l'acide carbonique, ce qui lui permet d'intervenir dans les phéno-mènes de la respiration. . . . .

A côté de l'usage du sel, on peut rencontrer l'abus. On connaît les mauvais effets des salaisons dans le régime des navigateurs. » (Bérard. *Cours de Physiologie*).

Mais si, dans l'ordinaire des temps, le concours du sel est, à ce point, indispensable aux phénomènes de la vie, de quel saisissant à-propos ne peut devenir son usage dans le moment des épidémies ! Pris à ce point de vue, n'est-il pas un chlorure qui, sous l'influence des opérations intimes de la vie, peut ou doit communiquer au sang une heureuse garantie contre toute espèce d'infection ? Placé qu'il est dans des conditions mille fois plus avantageuses que tous les chlorures du dehors auxquels on demande tous les jours de neutraliser les atmosphères infectées.

XXX

Cabanis reconnaissait une telle puissance aux habitudes qu'il admettait qu'on ne pouvait impunément passer du plus mauvais régime au régime le plus sage et le meilleur. Ce qui était vrai du temps de Cabanis reste vrai de nos jours. Aussi recommandons-nous que tout chacun maintienne, sauf des améliorations progressives, son régime habituel ; tout en se gardant bien de passer d'extrême à autre, comme ne sont que trop disposées à le faire nombre de personnes toujours prêtes à suivre la première influence venue. Croit-on qu'un estomac qui, de longue date, est habitué à ne secréter qu'une dose de suc gastrique proportionnée à ses besoins journaliers, va tout d'un coup la tripler ou la quintupler selon notre bon vouloir ? De même pour les divers organes de sécrétions qui composent l'ensemble de l'appareil de la digestion. Il faut, et le conseil est capital, se contenter de ramener tout doucement le régime alimentaire vers un mode plus régulier, nous voulons dire justement combiné pour qu'il subvienne aux besoins primordiaux de l'économie animale. C'est ainsi, d'ailleurs, qu'il importe de se comporter vis-à-vis des habitudes en général, fussent-elles des plus vicieuses et des plus préjudiciables, si l'on veut éviter ces fâcheuses perturbations de l'organisme qui, d'ordinaire, sont si favorables à l'action de l'agent pestilentiel. Un buveur, par exemple, ne doit revenir à la tempérance que par des progressions raisonnées. Et notre bon Ambroise Paré, s'en prenait moins à l'usage qu'à l'abus, quand il s'écriait : « Dame Vénus est une vraye peste. »

XXXI

En bien gouvernant tout chacun son économie, aux points de vue de l'alimentation et aussi des habitudes, l'on arrive à un sentiment de bien-être général qui laisse bien loin derrière lui tous ces arcanes, voire mêmes toutes ces panacées, idoles trompeuses de la faiblesse qui se raccroche à elles, et sources fréquentes de déceptions bien amères. Ce bien-être tend, de lui-même, à relever l'énergie morale. La peur alors, cette affection si tristement déprimante, semble perdre tout son empire même sur les plus pusillanimes. Ainsi l'on arrive à réaliser, sous certaine façon, le fameux précepte : « *Mens sana in corpore sano.* » Ce véritable *œs triplex,* cette égide la plus puissamment prophylactique des septicémies miasmatiques.

C'est là pour la prophylaxie que nous appellerons individuelle, particulière, celle que tout chacun doit observer à l'endroit de lui-même, l'épidémie une fois développée, ou même alors qu'elle n'est encore qu'imminente.

Mais il est une autre prophylaxie qui, partant d'un point de vue plus général, pourrait prétendre à des résultats d'un ordre plus élevé, en prévenant jusqu'au développement des épidémies. C'est celle qui s'adresserait directement à la cause reconnue des septicémies : *Sublatâ causâ, tollitur effectus*. Empêchez tout encombrement, prévenez les émanations animales, dérobez à l'action du soleil ces limons impurs où ses rayons vont faire éclore mille germes de maladies, etc., et vous aurez préservé l'humanité de ces fléaux, si terribles, que nous pourrions dire avec raison, en souvenir d'une haute parole : que partout où ils paraissent, l'effroi les précède, et la consternation les suit.

XXXII

Après avoir de notre mieux franchi cette étape médicale, nous portons un regard sur le chemin parcouru. Ce que nous voyons, par dessus tout, ce sont des opinions résolument arrêtées, exprimées sans réserve :

Sur une même cause pour toutes les septicémies miasmatiques, à part les variantes de son intensité d'action ;

Sur une même nature de ces affections, nonobstant bien des nuances des manifestations qu'elle comporte ;

Sur un même traitement pour toutes, sauf d'avoir à fourbir nos armes ici plus, là moins, selon l'armure plus ou moins redoutable que revêt l'ennemi qui se met en notre présence ;

Sur le sujet intéressant et toujours si controversé de la contagion ;

Enfin sur la question pratique de la prophylaxie de ces redoutables maladies.

Opinions qui ne sont, on nous l'accordera, rien moins que spéculatives, mais la plupart essentiellement appuyées, édifiées même sur le fait expérimental et pratique. Car, s'il y a les faits qui s'accommodent aux idées spéculatives, aux idées préconçues, il y a aussi les idées pratiques, les idées postérieures aux faits, qui s'accommodent, qui s'adaptent en quelque sorte aux phénomènes observés. Ce dernier mode de procéder a été le nôtre. Ce n'a été qu'après avoir pénétré, après nous être enfoncé plus avant dans la pratique de la médecine, que notre observation personnelle interprétant plus sévèrement les phénomènes qui se déroulaient sous nos yeux, a tout-à-coup ébranlé bien des croyances, renversé bien des théories que nous avait données l'enseignement classique, croyances et théories avec lesquelles, plein de confiance, nous étions, tout d'abord, entré dans la carrière.

A l'appui de ces idées, sans doute nous eussions été heureux d'apporter quelque richesse d'études physico-chimiques sur les effluves et les miasmes, et sur le sang qu'ils ont infecté. Un pareil travail n'était pas seulement au-dessus de nos ressources, mais nous ne l'avons pas cru de nécessité première. Eh mon Dieu ! l'action de ces agents est si notoire, si avérée, si incontestable à toutes places, comme si évidents, si palpables en quelque sorte sont leurs effets produits, — quoique sous des expressions multiples, — qu'il peut bien nous être permis de nous élever, par induction, à cet esprit de généralisation qui n'embrasse qu'une cause et qu'un effet, quelles que soient les formes sous lesquelles l'une et l'autre se présentent. Ainsi nous avons justifié notre épigraphe, cet aperçu si

profond de l'immortel Bichat, qui ressemble à un sublime
coup d'œil d'aigle porté dans les lois et les opérations les
plus secrètes, les plus mystérieuses de la nature.

XXXIII

C'est là toute notre foi relativement aux septicémies.
Lentement elle s'est édifiée sur le terrain de l'observation
et d'une expérience tous les jours quelque peu grandissante, au fur et à mesure que les épidémics se sont
multipliées sur notre parcours. Quelques épis isolés, avec
persévérance ramassés çà et là, finissent par faire la gerbe
du glaneur. C'est une de ces gerbes, telle que nous
avons pu la faire et pour ce qu'elle est, que nous nous
faisons une sainte obligation d'offrir à la science et à
l'humanité. Puisse-t-il en sortir plus de puissance pour
l'une et pour l'autre la raison de moins d'effroi à l'aspect
du danger !

XXXIV

A coup sûr l'on a beaucoup fait en médecine. Que
d'admiration méritée pour tant de génies qui ont marqué
leur lumineux sillon dans son domaine déjà si fertilisé!
mais il reste place encore pour de bien fructueuses conquêtes ! Le champ est vaste, immense......, et les tra-

vailleurs ne font pas défaut à notre temps. A l'œuvre donc! sous un Prince dont les nobles exemples sont bien faits pour nous encourager à aborder de front les difficultés même les plus ardues, toutes les sciences se feront des abeilles travailleuses. Et si nous voyons de nos jours de nobles initiatives politiques aspirer aux moyens vraiment effectifs d'imposer de plus en plus le silence au canon, que n'est-il donné à la médecine de faire pour amortir sinon pour éteindre les ravages des grandes épidémies !

Ainsi l'on verra les fléaux les plus dévastateurs, du monde, les guerres et les épidémies, devenues de plus en plus rares, épargner de plus en plus notre pauvre humanité, et cesser d'être ces foudres vengeresses qu'une philosophie aveugle et décourageante nous montre comme devant toujours gronder fatalement sur nos têtes. Ne reste-t-il pas au génie du mal assez d'autres moyens de destruction contre lesquels toute intervention humaine semble condamnée à demeurer impuissante?

Pour nous, trop heureux nous serions d'avoir pu soulever un coin du voile mystérieux dont la nature semble se complaire à envelopper certaines de ses opérations ; trop heureux encore d'avoir fait un pas vers la vérité, la vérité, cette autre terre promise vers laquelle tendent de si brulantes aspirations, que poursuivent de si laborieux efforts, sans qu'il soit toujours donné de l'atteindre.

Après tout, si des études longues et consciencieuses, des observations constantes et des appréciations raisonnées, faites auprès de nos malades, nous ont conduit à arracher à la mort certaines victimes qui semblaient marquées à l'avance, qu'il nous soit permis de dire avec Ambroise Paré :

Nous les avons soygnées et Dieu les a guaries.

www.ingramcontent.com/pod-product-compliance
Ingram Content Group UK Ltd.
Pitfield, Milton Keynes, MK11 3LW, UK
UKHW021737090726
13657UKWH00002B/760